CREATINA E ENVELHECIMENTO

- Músculos, cérebro e esqueleto -

Marco Machado, PhD

ISBN 978-65-00-84365-1

Dados Internacionais de Catalogação na Publicação (CIP)
(Câmara Brasileira do Livro, SP, Brasil)

Machado, Marco
    Creatina e envelhecimento [livro eletrônico] :
músculos, cérebro e esqueleto / Marco Machado. --
Itaperuna, RJ : Ed. do Autor, 2023.
    PDF

    Bibliografia.
    ISBN 978-65-00-84365-1

    1. Envelhecimento 2. Idosos - Aspectos
nutricionais 3. Suplementação dietética
4. Suplementos alimentares 5. Promoção da saúde
I. Título.

23-178343   CDD-613.2

Índices para catálogo sistemático:

1. Envelhecimento : Promoção da saúde : Ciências
        médicas   613.2

Tábata Alves da Silva - Bibliotecária - CRB-8/9253

Este livro é uma versão da Tese de Doutorado intitulada "Efeitos da Suplementação de Creatina e dos Exercícios Físicos na Saúde de Idosos"

AGRADECIMENTOS

Em primeiro lugar e sempre as 4 mulheres da minha vida Cristiane (esposa), Marli (mãe), Ariadne e Julia (filhas). São excepcionais, sempre formando a base de apoio que me sustenta e inspira.

A Professor Doutora Amanda Gutierrez por ter me acompanhado por todo o caminho da elaboração deste texto.

Agradeço aos amigos Rafael Pereira, Paulo Azevedo, Alex Itaborahy, Franz Knifis e Felipe Sampaio-Jorge que são exemplos e inspiração. Um quinteto que reúne as melhores pessoas que já conheci.

Tenho que agradecer também ao Alex Koch, Steven Machek e Scott Forbes pela parceria na realização de muitos dos projetos científicos, seja em creatina ou em outras áreas das ciências do esporte.

Ao Dailson Paulúcio, que sempre acredita mais em mim do que eu mesmo.

Outros parceiros nessas buscas pelo conhecimento que deixo meu agradecimento são a Dani Matos, o Mateus Leite, o Edimar Oliveira, Douglas Almeida e Fernanda Veggi que fizeram de tudo para que seus trabalhos de conclusão de curso sobre creatina se transformassem em artigos científicos internacionais citados e debatidos mundo a fora.

Agradeço aos amigos que gentilmente concordaram em ceder seu tempo escrevendo a "Perspectiva do

Especialista", enriqueceram muito a obra e certamente estão em um patamar mais elevado do que o próprio texto (em ordem alfabética): Flavio Bachini, Hildeliza Boechat, Leo Chiarelli, Mourteza Jourkesh, Pablo Guimarães, Phil Chilibeck, Rafael Pereira, Rodrigo Vilhena, Rude Maciel, Thiago Guimarães, Scott Forbes e Steven Machek.

APRESENTAÇÃO

Este livro é fruto de mais de 20 anos de pesquisas quase ininterruptas sobre a suplementação de creatina. Quando em 1999 iniciei os estudos sobre esta suplementação o fiz para tentar atender a uma demanda minha, trabalhava como professor em uma academia de fitness e por uns dois anos os clientes me enterravam de perguntas sobre suplementos. Saía com a resposta correta, mas que não satisfazia aos anseios deles, "eu não sou nutricionista".

Eu não sou nutricionista, e por isso nunca prescrevi creatina para ninguém. Mas acredito que o conhecimento é universal, mesmo não sendo nutricionista estudei a fundo o tema, não para prescrever, mas preencher duas lacunas: minha curiosidade e o conhecimento científico. Desta forma, em 2000 iniciei meu primeiro estudo clínico duplo-cego randomizado sobre suplementação de creatina, trabalho que viria a ser publicado em 2002, meu primeiro artigo científico publicado em revista revisada pelos pares.

Depois, estive as voltas com muitas transições, na vida pessoal e profissional, incluindo um confuso mestrado. Neste meio tempo não deixei de estudar e me atualizar sobre o assunto, realizando outros trabalhos de pesquisa que foram igualmente publicados em revistas científicas revisadas pelos pares. Desde lá, até setembro de 2023 foram 27 artigos científicos que publiquei sobre este tema, 17 foram ensaios clínicos randomizados e os demais revisões ou artigos opinativos.

Nos últimos 6 ou 7 anos, voltei o foco para estudar os efeitos da suplementação em pessoas idosas, sobremaneira na memória e velocidade de resposta com assertividade. Vários estudos já apontavam para esta direção, mas algumas lacunas careciam de respostas e fui em busca delas. Também, em conjunto com colaboradores, realizei alguns estudos que contribuíram para determinar a segurança da suplementação para a saúde.

Várias pessoas me cobravam escrever um livro sobre a suplementação de creatina, mas diante das excelentes publicações já existentes fui um pouco reticente quanto a isso. Publiquei dois capítulos de livro, um deles em parceria com dois ex-alunos, o que para mim é sempre uma sensação de missão cumprida. E todos estes estudos que publiquei não seriam possíveis sem a colaboração de pesquisadores sérios e importantes, mas também de estudantes focados e motivados que conduziram bravamente experimentos e coletas de dados, escreveram e foram apresentar trabalhos em diversos eventos científicos. Ou seja, este livro é em homenagem a eles, pois o livro só existe pela tenacidade deles, exigindo de mim um esforço para estar à altura.

Bom, a maioria dos pedidos para que escrevesse este livro também partiram de ex-alunos. Alguns colaboradores em minhas pesquisas, outros não, mas todos incansáveis caçadores de conhecimento.

PREFÁCIO 1

Com grande satisfação, aceitei o convite para prefaciar a obra "Creatina e Envelhecimento - Músculos, Cérebro e Esqueleto" do eminente professor Marco Machado. Este convite, além de me honrar profundamente, reacendeu a gratidão que carrego há mais de um quarto de século por esse notável educador. A nossa trajetória conjunta remonta aos meus dias como estudante do curso de Licenciatura Plena em Educação Física na Universidade do Estado do Rio de Janeiro. Naquela época, almejava adquirir experiência em treinamento de força, mais conhecido como musculação, quando tive a oportunidade de estagiar em uma academia no bairro da Tijuca, Rio de Janeiro.

Foi lá que conheci o coordenador da academia, um sujeito notável que desafiava todos os estereótipos associados aos professores de musculação da época. Longe de ser um "marombeiro", o coordenador, a quem carinhosamente chamávamos de "Marquinho", destacava-se por sua estatura modesta, cabelos loiros e longos amarrados num rabo de cavalo. Em um curto espaço de tempo, ficou claro para mim que havia caído nas melhores mãos possíveis. Sob a orientação do Marco, pude não apenas adquirir conhecimento prático, mas também perceber o quanto ele valorizava o desenvolvimento pessoal e profissional de todos a seu redor.

Foi naquela academia que comecei a compreender como aplicar conceitos de fisiologia e biomecânica na prescrição de exercícios, levando em conta as necessidades e particularidades de cada aluno. Sem que eu soubesse na época, estava lançando as bases para meu futuro trabalho de avaliação de atletas de alto rendimento. Marco Machado foi o primeiro a me estimular a questionar e buscar respostas, iniciando assim minha formação no pensamento científico, tudo isso ocorrendo de forma orgânica no contexto prático do treinamento.

Gostaria que os leitores mergulhassem nesta obra imersos nessa mesma atmosfera de aprendizado. Marco Machado é um daqueles raros indivíduos que possuem vasto conhecimento, mas que conseguem traduzi-lo em linguagem acessível a todos. O conteúdo desta obra é de grande relevância para profissionais de saúde que desejam compreender como a suplementação de creatina impacta o envelhecimento muscular, a saúde cerebral e o bem-estar em geral na terceira idade. Vale ressaltar que o objetivo do autor não é prescrever suplementos, mas sim fornecer conhecimento substancial sobre o tema.

De forma didática, o autor explora o que é a creatina, como é produzida e armazenada no corpo, e qual é o seu papel. Em seguida, ele aborda os efeitos do envelhecimento no corpo, incluindo a redução da massa muscular, a diminuição da densidade mineral óssea e o declínio cognitivo. O livro apresenta evidências sobre a importância da associação entre a suplementação de creatina e a prática de exercícios físicos na saúde de idosos, incluindo aspectos musculares, cognitivos e o bem-estar geral.

O autor também fornece uma análise atual do conhecimento sobre a suplementação de creatina em pessoas idosas, com foco nos músculos (sarcopenia), ossos (densidade mineral óssea e osteoporose) e cérebro (cognição). O conjunto de evidências discutido no livro aborda a segurança da suplementação de creatina, uma questão que ainda perdura entre alguns, mas que pode ser esclarecida através desta leitura esclarecedora.

O professor Marco Machado, como fez há 27 anos, deixa espaço para futuras pesquisas, destacando as áreas em que o conhecimento precisa ser mais explorado. Encorajo todos os profissionais de saúde a escalar esta montanha de conhecimento, já cuidadosamente preparada pelo experiente guia de escalada, Marquinho. Por fim, agradeço ao professor Marco Machado pela oportunidade de escrever o prefácio desta notável obra e pela sua amizade.

Alex Itaborahy, BSc, MSc, PhD
Fisiologista do esporte e do exercício
Novembro de 2023

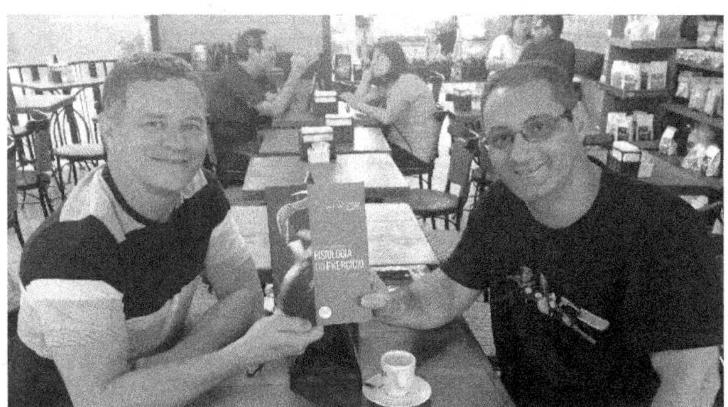

Foto de 2018 quando comemorávamos o lançamento de um livro organizado por mim, Rafael Pereira e Paulo Azevedo com um capítulo escrito pelo professor Alex Itaborahy. Uma amizade e parceria de longa data.

PREFÁCIO 2

É com grande entusiasmo que introduzo a você, estimado leitor, a uma obra singular que transcende os limites do conhecimento científico e mergulha no fascinante universo da creatina e seu papel crucial no envelhecimento. "Creatina e Envelhecimento: Músculos, Cérebro e Esqueleto" é o resultado da maestria do meu renomado orientador, Professor Marco Machado, um verdadeiro artífice na arte de desvendar complexidades, transformando-as em lições acessíveis sem comprometer a profundidade do conteúdo.

O Professor Marco Machado, com sua sagacidade pedagógica, nos conduz por um caminho onde a ciência se entrelaça com o cotidiano clínico, proporcionando uma compreensão abrangente e prática. Sua habilidade excepcional em traduzir conceitos intricados em ideias claras e aplicáveis não só simplifica, mas também enriquece a jornada do leitor.

Este livro não é apenas uma compilação de dados; é uma ferramenta vital para profissionais de saúde, pesquisadores e entusiastas do bem-estar, abordando o papel crucial da creatina no processo de envelhecimento. Ao longo dessas páginas, você descobrirá como a creatina, longe de ser um simples suplemento, emerge como uma peça fundamental na otimização do desempenho cognitivo, na preservação da massa muscular e na promoção de uma qualidade de vida excepcional.

Com o título sugestivo "Creatina e Envelhecimento: Músculos, Cérebro e Esqueleto", o Professor Marco Machado explora as conexões intrincadas entre esses sistemas vitais do corpo humano, oferecendo insights valiosos sobre como a creatina pode ser um aliado essencial na manutenção da saúde muscular, cognitiva e óssea ao longo do tempo.

Mas não se engane: esta obra vai além da superficialidade. O Professor Marco Machado aprofunda-se no vasto oceano da pesquisa científica, fornecendo um panorama completo das descobertas mais recentes, de modo a satisfazer os apetites intelectuais dos mais ávidos estudiosos. Cada capítulo é uma jornada meticulosa através das evidências, com o Professor Marco Machado guiando o leitor por terrenos científicos desconhecidos por muitos, mas sempre mantendo a clareza e a aplicabilidade prática.

Ao adquirir este livro, o leitor não está apenas investindo em conhecimento; está investindo em excelência técnica, fundamentada em anos de experiência e dedicação à pesquisa. A sabedoria contida nestas páginas não apenas informa, mas capacita, oferecendo ferramentas valiosas para tomar decisões embasadas no dia a dia clínico.

Prepare-se para uma experiência literária enriquecedora, onde o conhecimento científico se entrelaça com a sabedoria prática. "Creatina e Envelhecimento: Músculos, Cérebro e Esqueleto" é mais que um livro; é uma oportunidade única de aprimorar seu entendimento sobre a creatina, o envelhecimento e, acima de tudo, sobre como alcançar a excelência na prática.

Felipe Sampaio Jorge, FTP, ESP, MSc, PhD
Institutos Superiores de Ensino de CENSA
Novembro de 2023

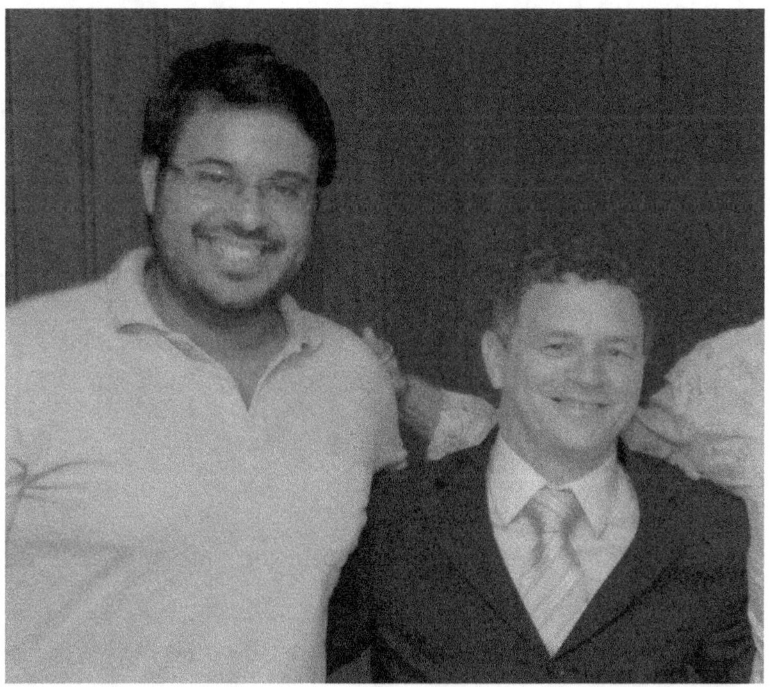

Foto de 2013 durante a III Jornada de Educação Física do ISECENSA. O Felipe já não era mais um estudante, era coordenador do curso de fisioterapia e Membro da Sociedade Nacional de Fisioterapia Esportiva e da Atividade Física (SONAFE).

SUMÁRIO

Capítulo 1
INTRODUÇÃO

A creatina é um dos suplementos nutricionais mais estudados no mundo. Nas décadas de 1980/90 foi proposta como um recurso ergogênico para atletas por causa de seu papel no metabolismo energético da célula. Também chamou atenção seu potencial para hipertrofia da fibra muscular. Aos poucos os estudos foram se direcionando para a saúde, mostrando-se como um excelente recurso terapêutico em diversas doenças, sobremaneira aquelas ligadas ao musculo esquelético.

Estudos mostrando um papel central no metabolismo de neurônios levaram os pesquisadores na direção dos problemas que afetam o cérebro, em particular, e ao sistema nervoso como um todo. Pesquisas na área da neurologia logo inspiraram que a suplementação de creatina poderia ter sucesso na área da geriatria, visto que um dos desafios do envelhecimento está voltado para o funcionamento do cérebro saudável, evitando assim a demência senil, que afeta muito a autonomia das pessoas idosas.

O envelhecimento não só afeta o cérebro, mas também os músculos, que tendem a reduzir sua capacidade de produzir proteínas bem como a manutenção da força. Felizmente os estudos têm apontado que a suplementação de creatina pode ser um recurso terapêutico válido nesse campo. O aumento das concentrações intracelulares de creatina contribui para o estímulo da produção de proteínas celulares, que diminuem por ação de hormônios catabólicos e pelo estado de inflamação subclínica que interfere no funcionamento do organismo do idoso.

Além disso, a suplementação de creatina vem se demonstrando ímpar na questão da segurança ara saúde, praticamente sem efeitos indesejáveis. Alarmes quanto a sua toxicidade para o fígado e rins, principalmente, foram praticamente descartados por consenso científico, sobrando apenas alguns negacionistas que desconhecem os vários estudos sobre segurança da suplementação.

Importante dizer que apesar disso, a suplementação de creatina deve vir acompanhada da prática de exercícios físicos, principalmente aqueles que utilizam de pesos livres (halteres, barras com anilhas, etc.), máquinas (leg press, hack machine, etc.) ou resistências (elásticos, cabos, polias, etc.) para que os benefícios sejam amplamente alcançados. Também a prescrição deve ser feita por profissional habilitado e capacitado para tal.

Neste livro os aspectos relacionados ao metabolismo e suplementação a creatina são abordados nos capítulos 2 e 3, incluído a segurança da ingestão de creatina na forma de suplemento e também as estratégias de suplementação com maiores sucessos. O quarto capítulo versa sobre os efeitos ergogênicos da suplementação de creatina monoidratada em atletas e não atletas e em diversos tipos de modalidades.

No quinto capítulo há uma breve descrição do que é envelhecer, com foco principal nos músculos, cérebro e esqueleto.

Para o capítulo 6 está reservado o estado da arte em relação aos efeitos da suplementação de creatina em pessoas idosas, mais uma vez com enfoque em músculos (sarcopenia), cérebro (cognição) e ossos (densidade óssea e osteoporose). Finalizando com o sétimo capítulo que busca uma síntese geral e as perspectivas para o futuro da suplementação. Enfim, a cereja do bolo são as "Perspectivas do Especialista" inseridos entre os capítulos, neles diversos pesquisadores, médicos e outros profissionais de destaque na área expõe seus conhecimentos e reflexões acerca do tema.

Por último, mas não menos importante, quero enfatizar que ao usar o termo "suplementação de creatina", estou me referindo apenas a creatina monoidratada, a não ser que faça menção específica de que o suplemento tem outra formulação.

Capítulo 2
CREATINA: metabolismo e transporte

2.1 Metabolismo de creatina

A creatina é um composto nitrogenado encontrado principalmente no tecido muscular de diversas espécies. Sua fórmula molecular é $C_4H_9N_3O_2$ (figura 1) tendo massa molar de 131,13 g/mol. Foi descoberta pelo francês Michel Eugène Chevreul em 1832 em extratos de carne. Posteriormente foi mais explorado pelo químico alemão Justus von Liebig que descobriu diversas propriedades e pela primeira vez sugeriu a creatina como um possível suplemento alimentar (Wyss & Kaddurah-Daouk 2000).

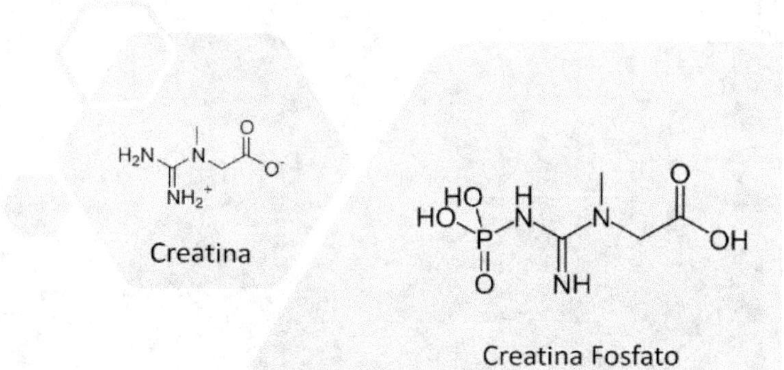

Figura 1 – Fórmula estrutural plana da Creatina (à esquerda) e da Creatina Fosfato (à direita) (fonte: o autor).

A síntese da creatina se dá por reações químicas que envolvem três aminoácidos: glicina, arginina e metionina (figura 2). No organismo humano esta síntese se dá principalmente nos rins, pâncreas e fígado. Inicialmente ocorre a transferência do grupamento amina da arginina para a glicina, reação catalisada pela Arginina-Glicina aminotransferase (AGAT; EC 2.1.4.1), formando L-ornitina e guanidina acetato nos rins. A guanidina acetato é transportado para o fígado onde a enzima Guanidinoacetato -N-Metiltranferase (GAMT; EC2.1.1.2) usa a S-adenosilmetionina como doador de grupamento metil para o ganidinoacetato formando a creatina (Wyss & Kaddurah-Daouk 2000; Braissant & Henry 2008).

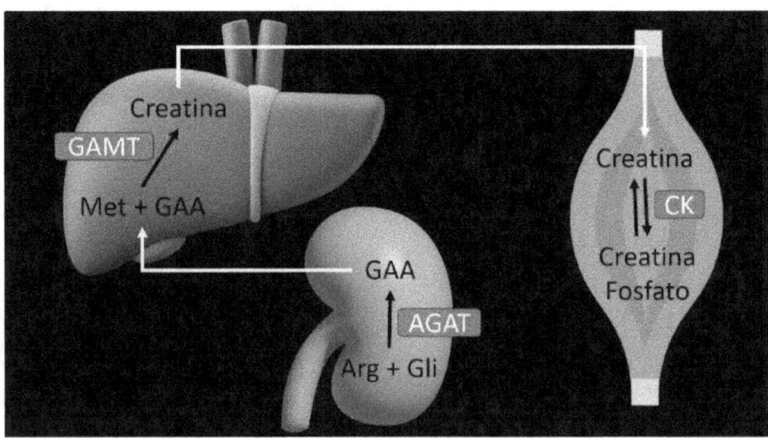

Figura 2 – Síntese endógena de creatina. Arg – arginina; Gli – glicina; GAA - guanidina acetato; Met – metionina; AGAT - Arginina-Glicina aminotransferase; GAMT - Guanidinoacetato -N-Metiltranferase; CK – creatina kinase. (fonte: o autor)

A partir daí a creatina é transportada do fígado para os demais tecidos via corrente sanguínea. Os principais tecidos a receberem a creatina são os músculos esqueléticos, o cérebro e os testículos. Cerca de 95% de toda creatina armazenada em humanos está no músculo esquelético. Dentro das células a creatina pode ser fosforilada e utilizada como tampão energético ou especial, sendo convertida em uma reação reversível de fosforilação em creatina fosfato ou fosfocreatina (CrP). Essa reação é catalisada pela enzima creatina kinase (CK; EC 2.7.3.2)(figura 3). Parte da CrP pode ser convertida emu ma reação não enzimática em creatinina e eliminada posteriormente pelos rins (Wyss & Kaddurah-Daouk 2000; Braissant & Henry 2008).

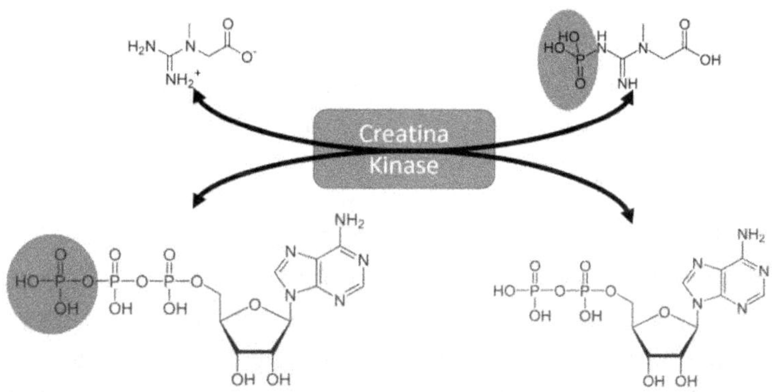

Figura 3 – Reação química reversível de transferência do grupamento fosfato entre o ATP e a creatina. Em momentos de alta demanda energética a CrP doa seu fosfato para o ADP para síntese de ATP. Essa reação é catalisada pela enzima creatine fosfato. Em repouso a reação ocorre em sentido contrário (fonte: o autor).

Como citado anteriormente a creatina kinase (CK) catalisa a reação reversível de fosforilação da creatina. Essa enzima possui algumas isoformas em humanos: três delas situam-se no citoplasma e duas nas mitocôndrias. A isoforma CK-MM é encontrada no citoplasma das fibras musculares, A CK-MB nas fibras cardíacas e CK-BB em neurônios. Essas enzimas fazem parte da função de tampão energético. As isoformas CK-M1 e CK-M2 estão nas mitocôndrias e fazem parte da função de tampão energético (Bancaccio 2007).

Como pode ser deduzido, a creatina está presente em predominância em tecidos onde há grandes variações de energia. Por exemplo, os músculos esqueléticos podem variar em até 100 vezes a quantidade de energia dispendida em exercício quando comparada ao repouso. O sistema creatina fosfato (creatina + CK + creatina fosfato) tem como principal função fornecer a maior parte dessa energia, daí a denominação tampão energético. Nessas situações a reserva de CrP é rapidamente convertida em creatina livre através da transferência de um grupamento fosfato da CrP para a adenosina difosfato (ADP) (Wyss & Kaddurah-Daouk 2000; Gualano 2014).

Outra função cumprida pelo sistema creatina fosfato é a de tampão especial, que consiste no transporte de energia produzida na mitocôndria para o citosol. As adenosinas trifosfato (ATP) produzidas pela respiração celular transferem seus grupamentos fosfatos para creatina livre formado creatina fosfato. Essa CrP é transportada ao citosol e lá transfere novamente o fosfato para o ADP, formando ATP e creatina livre. Esta creatina livre pode retornar a mitocôndria e ser novamente fosforilada retomando o ciclo (Wyss & Kaddurah-Daouk 2000; Matos *et al* 2018)(figura 4).

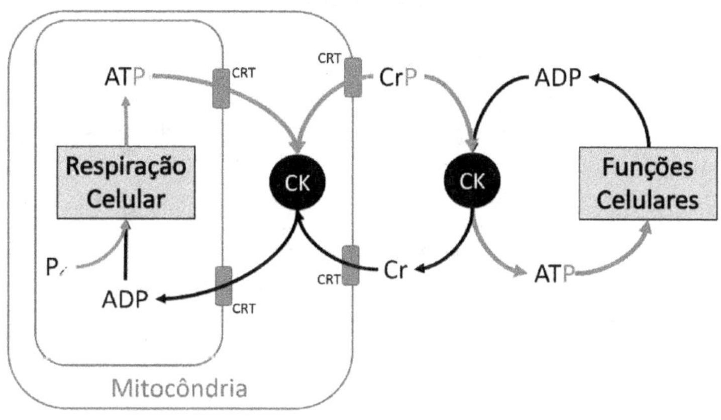

Figura 4 – Tampão especial de energia. ATP – adenosina trifosfato; ADP; adenosina difosfato; Cr – creatina; CrP – creatina fosfato; CK – creatina kinase; CRT – transportador de creatina (fonte: o autor).

2.2 Transporte e excreção

A creatina é convertida em creatinina numa taxa relativamente estável em pessoas saudáveis, cerca de 1,0 g/dia. Para que as reservas de creatina sejam mantidas é necessário que, além da creatina produzida endogenamente, seja também obtida através da alimentação (Ostojic 2021). A fonte primária de creatina são as carnes (boi, porco, frango e peixe, basicamente), o que torna os vegetarianos e veganos desprovidos de uma quantidade adequada, mas não patogênica, de creatina (**Delanghe** *et al* **1989; Kaviani** *et al* **2020**). A creatina liberada pelo fígado ou absorbida no intestino e chega a corrente sanguínea, por onde alcançará os tecidos e entrará nas células via um transportador (figura 5). O transportador de creatina (CRT) é dependente de Na^+/Cl^- e específico para captação celular. O CRT é codificado pelo gene SLC6A8, que está localizado no braço longo do cromossomo X e tem uma sequência de codificação de 13 exóns (Joncquel-Chevalier Curt *et al* 2015). Este transportador é membro de uma superfamília de proteínas (chamada SLC6), que inclui transportadores para a captação de alguns neurotransmissores (por exemplo, dopamina, GABA, serotonina) e aminoácidos (por exemplo, glicina) (Chen *et al* 2004) (figura 5).

O CRT é amplamente expresso em diferentes tecidos (**Béard & Braissant 2010**), incluindo o cérebro, onde foi predominantemente detectada em regiões corticais e subcorticais envolvidas no processamento motor e sensorial, aprendizagem e memória, e no controle do comportamento afetivo (Braissant & Henry 2008; Machado 2023a). No nível celular, a CRT é expressa em oligodendrócitos e neurônios, com níveis notavelmente elevados em neurônios inibitórios de parvalbumina de pico rápido (Tasic *et al* 2018). Também está presente nas células endoteliais capilares que constituem a barreira hematoencefálica (BHE), enquanto foi detectado apenas em quantidades menores nos astrócitos (**Braissant *et al* 2001**). Assim, o Cr pode entrar no cérebro através da BHE, mas o transporte hematoencefálico de Cr parece relativamente ineficiente, pelo menos na idade madura (Braissant *et al* 2012; Machado 2023a).

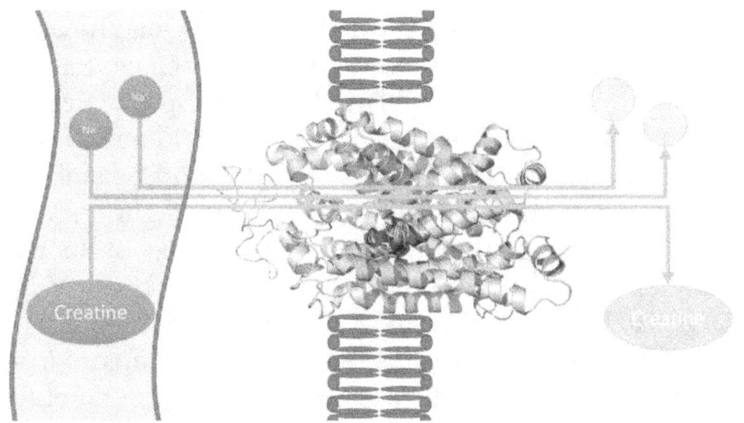

Figura 5 – O transportador de creatina (CRT) é dependente de Na^+/Cl^- e específico para captação celular. Este transportador é membro de uma superfamília de proteínas (chamada SLC6), que inclui transportadores para a captação de alguns neurotransmissores (por exemplo, dopamina, GABA, serotonina) e aminoácidos (por exemplo, glicina) (fonte: Machado 2023b).

Além das funções relacionadas ao metabolismo energético, o sistema creatina fosfato tem ações anti-inflamatórias e de redução do estresse oxidativo pela redução da produção de espécies reativas de oxigênio (EROs) (Deminice *et al* 2013; Di Biase *et al* 2019; Arazi *et al* 2021).

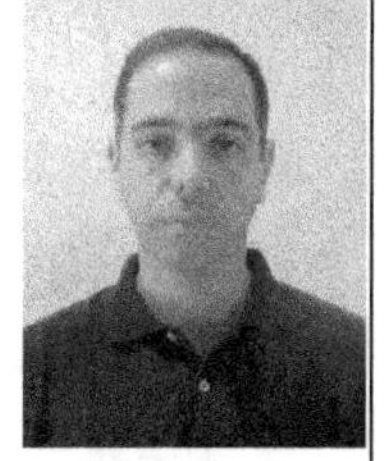

Perspectiva do Especialista: Dried Blood Spot (DBS) no Monitoramento de Creatinina e Creatinina
Flavio Bachini, MSc, PhD, COB

Em 2022, foi publicado o estudo piloto: "Quantificação de Creatina e Creatinina em Atletas Olímpicos: Estudo Piloto de Análise por "Dried Blood Spot". Sendo, portanto, este um comentário do estudo piloto realizado pelos autores: Bachini F; Vieira C; Pereira D; Santos R S M; Hausen M; Pereira, G. R.; Taylor L, Pegurier. M G S. Publicado na revista internacional "Biology of Sport". Para leitura na íntegra do estudo pode ser acessado pelo DOI: 10.5114/biolsport.2022.108701.

A avaliação de biomarcadores de lesão muscular e neuro-hormônios é prática corrente no esporte de elite, utilizada para monitorar o treinamento e o desempenho dos atletas, incluindo a identificação de síndromes como o overreaching/overtraining. No entanto, desafios logísticos e práticos relacionados à coleta e processamento de amostras, especialmente em campo e a longas distâncias, ainda limitam a aplicabilidade desses biomarcadores.

Desta forma, pode-se coletar amostras de sangue capilar nos dedos usando lancetas ativadas por contato. Em seguida, estas amostras são centrifugadas para fornecer soro ou utilizando a técnica de coleta de amostras de sangue capilar por meio de gotas de sangue capilar em DBS. Neste último a técnica de DBS envolve o gotejamento de sangue capilar da ponta do dedo em papel de filtro específico para DBS (cartão Whatman 903 Protein saver, Merck, EUA) até ficar saturado e secar em temperatura ambiente por três horas. Após as coletas, estes analitos são quantificadas utilizando Análise por Injeção em Fluxo (FIA – MS) em Espectômetro de Massa.

A técnica de DBS oferece vantagens práticas, incluindo a estabilidade da amostra sob condições ambientais adversas, a possibilidade de transporte sem refrigeração e a redução do desconforto para os atletas. Além disso, dispensa a presença de um flebotomista e é especialmente útil para coletas em grupos de atletas, como equipes esportivas olímpicas, sujeitas a múltiplas avaliações laboratoriais em curtos espaços de tempo, o que é comum em cronogramas de treinamento, viagens e competições apertadas. O mesmo não ocorre com amostras de soro de sangue capilar.

Neste estudo a quantificação da creatinina mostrou-se viável tanto com amostras de soro capilar fresco quanto com a técnica DBS, mas a quantificação da creatina não é viável por meio de nenhuma das técnicas de amostragem em soro ou DBS. Embora a manipulação por DBS ofereça vantagens metodológicas e práticas, é essencial realizar investigações futuras abrangendo diversas populações, modalidades esportivas e períodos de treinamento, recuperação e desempenho ao longo de uma temporada competitiva completa.

Capítulo 3
SUPLEMENTAÇÃO DE CREATINA

3.1 Suplementação

Não muito tempo após ser descoberta a creatina foi utilizada como suplemento na tentativa tratar algumas doenças, contudo, parece que caiu no esquecimento até que na década de 1990 o interesse pela suplementação de creatina retornou. O sucesso dos atletas britânicos nos Jogos Olímpicos de 1992 em Barcelona (Espanha) foi em parte atribuído ao uso de suplementação de creatina. Isso atraiu a curiosidade de atletas, treinadores, nutricionistas e cientistas do esporte para esse recurso. Logo em seguida o público em geral, principalmente fisiculturistas e praticantes de levantamento de peso recreativos passaram a buscar a suplementação como mais uma forma de aumento da massa muscular (Kreider *et al* 2017; Machado 2023b).

As evidências mostravam que o indivíduo ao utilizar a suplementação de creatina aumentava de 30 a 40% as concentrações intracelulares de creatina e de creatina fosfato em pessoas saudáveis com alimentação onívora (Branch 2003; Rawson & Persky 2007; Goldman *et al* 2022). O principal efeito observado é um aumento da massa corporal total e da massa corporal magra em praticamente todos os estudos (Rawson & Persky 2007). Este efeito ocorre, pois, a creatina é uma substância osmoticamente ativa, fazendo com que grandes quantidades de íons sódio e água entrem nas células. Pode-se afirmar que a suplementação de creatina causa retenção de líquidos, contudo, este líquido está totalmente dentro das células (Wyss & Kaddurah-Daouk 2000, Rawson & Persky 2007), não causando prejuízos aparentes, como será discutido mais a frente.

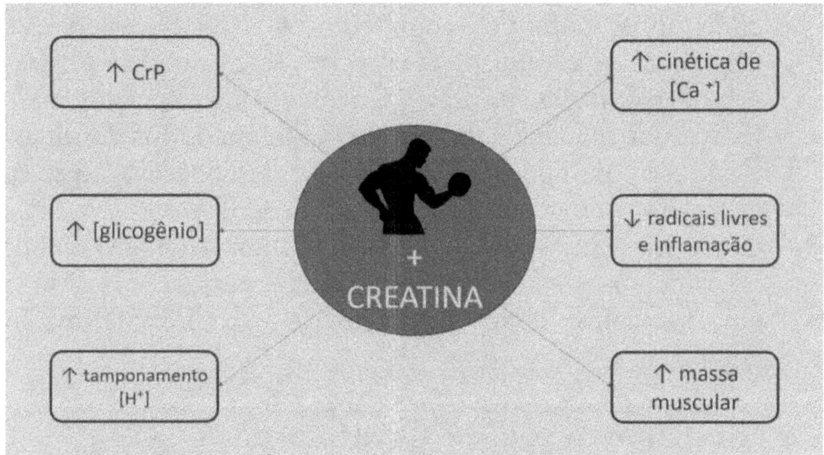

Figura 6 – Conjunto de efeitos evidenciados para a combinação de exercícios com suplementação de creatina (fonte: adaptado de Forbes *et al* 2023).

Uma busca em vários bancos de dados eletrônicos foi realizada por Avgerinos *et al* (2018) para a identificação de ensaios clínicos randomizados que examinaram os efeitos cognitivos da suplementação oral de creatina em indivíduos saudáveis. Seis estudos (281 indivíduos) preencheram os critérios de inclusão. Geralmente, houve evidências de que a memória de curto prazo e a inteligência/raciocínio podem ser melhoradas pela administração de creatina. Em relação a outros domínios cognitivos, como memória de longo prazo, memória espacial, varredura de memória, atenção, função executiva, inibição de respostas, fluência de palavras, tempo de reação e fadiga mental, os resultados foram conflitantes. O desempenho em tarefas cognitivas permaneceu inalterado em indivíduos jovens. Os vegetarianos responderam melhor do que os carnívoros em tarefas de memória, mas para outros domínios cognitivos não foram observadas diferenças. A administração oral de creatina pode melhorar a memória de curto prazo e a inteligência/raciocínio de indivíduos saudáveis, mas o seu efeito em outros domínios cognitivos permanece obscuro. As descobertas sugerem benefícios potenciais para indivíduos idosos e estressados. Como a creatina é segura, estudos futuros devem incluir amostras maiores. É imperativo que a creatina seja testada em pacientes com demências ou comprometimento cognitivo.

Suplementação de Creatina e Estresse Oxidativo*
Morteza Jourkesh, MSc, PhD

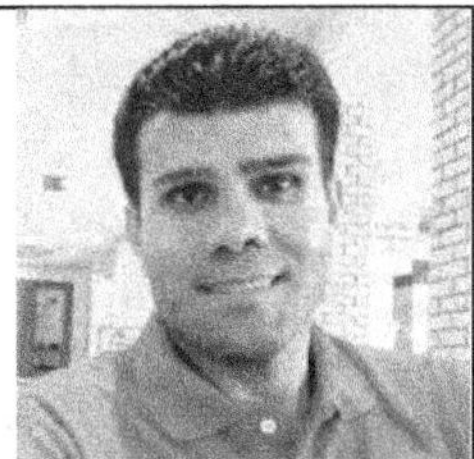

Foi demonstrado que a suplementação de creatina traz inúmeros benefícios para atletas e entusiastas do fitness, incluindo aumento de força, potência e resistência muscular. No entanto, tem havido alguma preocupação sobre o potencial da suplementação de creatina para aumentar o estresse oxidativo no corpo.

O estresse oxidativo ocorre quando há um desequilíbrio entre a produção de espécies reativas de oxigênio (EROs) e a capacidade do organismo de neutralizá-las com antioxidantes. As EROs podem danificar células e contribuir para o desenvolvimento de doenças crônicas como câncer, doenças cardiovasculares e distúrbios neurodegenerativos.

Embora alguns estudos tenham sugerido que a suplementação de creatina pode aumentar o estresse oxidativo, outros não encontraram nenhum efeito significativo. Uma possível explicação para estes resultados conflitantes é que os efeitos da suplementação de creatina no estresse oxidativo podem depender dos níveis basais de antioxidantes do indivíduo e de sua dieta e estilo de vida em geral.

Por exemplo, um estudo publicado no Journal of the International Society of Sports Nutrition descobriu que a suplementação de creatina aumentou os marcadores de estresse oxidativo em atletas com baixo status antioxidante, mas não teve efeito em atletas com alto status antioxidante. Isto sugere que os indivíduos que consomem uma dieta rica em antioxidantes podem ser menos susceptíveis aos potenciais efeitos negativos da suplementação de creatina no stress oxidativo.

No geral, embora existam algumas evidências que sugerem que a suplementação de creatina pode aumentar o estresse oxidativo em certos indivíduos, são necessárias mais pesquisas para compreender completamente a relação entre a creatina e o estresse oxidativo. Entretanto, os indivíduos que estão a considerar a suplementação de creatina podem querer garantir que estão a consumir uma dieta rica em antioxidantes para ajudar a mitigar quaisquer potenciais efeitos negativos.

*Texto Original em inglês encontra-se nos anexos.

3.2 Estratégias de suplementação

Desde a década anterior (1980), o interesse pela
suplementação de creatina vinha aumentando e diversos
estudos foram publicados verificando a eficiência e
segurança da suplementação. No início várias estratégias
vinham sendo propostas, contudo com o passar do tempo e
a quantidade de evidências mostraram que duas estratégias
parecem igualmente eficientes: Carga (Loading) e
Manutenção (Maintenace) (De Andrade Nemezio *et al*
2015; Kreider *et al* 2017; Machado 2023a) (figura 7).

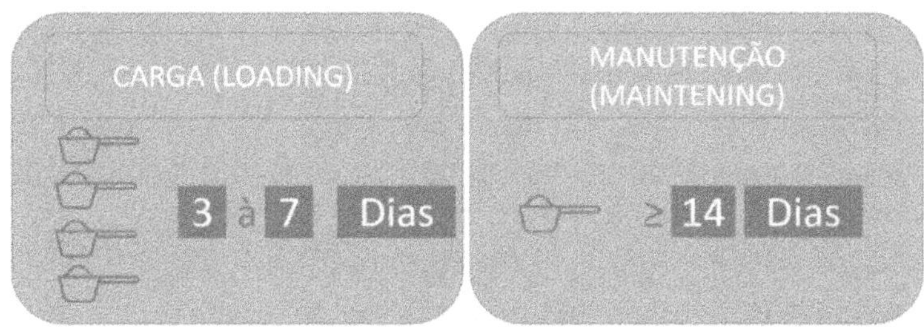

Figura 7 - As duas principais estratégias de suplementação
de creatina. Cada Sccop (colher) representa o número de
vezes a ser ingerida por dia, dividida em 4 momentos de
ingestão. A estratégia de loading usualmente é de 3,0 g de
creatina por kilograma de massa corporal por dia. A
estratégia de manutenção é comporta de uma dosagem
única de 0,03 g por kilograma de massa corporal por dia
(fonte: Machado 2023a).

A estratégia de carga consiste em suplementar uma dose de
0,3 g por kilograma de massa corporal por dia, em um
período que varia de 5 a 7 dias. Após este período a
suplementação é mantida com doses de 0,03 g por

kilograma de massa corporal por dia (De Andrade Nemezio *et al* 2015; Machado 2023a). Essa estratégia tem como objetivo alcançar mais rapidamente a saturação das células e depois a manutenção da concentração de creatina intramuscular alta (Rawson & Persky 2007; Machado 2023b). Há duas desvantagens nessa estratégia. Uma é que o indivíduo deve fracionar a dose, normalmente feito em quatro momentos do dia, não sendo recomendado tomar toda a dose de uma vez. O que leva a segunda desvantagem que são relatados casos de distúrbios gastrointestinais (mais especificamente diarreias) em pessoas mais suscetíveis (Kreider *et al* 2017).

A segunda estratégia, manutenção, é feita suplementando continuamente 0,3 g por kilograma de massa corporal, por dia. Esta estratégia também leva a saturação das células, porém, demorando mais para ocorrer. Esta estratégia também tem a vantagem de evitar problemas gastrointestinais relatados por alguns estudos (Rawson & Persky 2007; Machado 2023b).

Outro dado importante é o momento da ingestão da creatina. Fabricantes do suplemento tem indicado que a ingestão seja feita 30 minutos antes do treinamento para otimizar os efeitos ergogênicos, contudo as evidências têm se acumulado de que o momento de ingestão não faz diferença para performance (Forbes *et al* 2021; Aguiar *et al* 2022). No estudo realizado por Aguiar *et al* (2022) verificou-se através de um ensaio clínico duplo-cego randomizado e cruzado que efeitos psicológicos parecem influenciar mais a performance do que o suplemento propriamente dito, ou seja, quando o indivíduo imagina estar tomando creatina ele realiza performances melhores. Candow *et al* (2015) também verificaram que o momento de ingestão da creatina, antes ou depois do treinamento, em idosos induziu desfechos iguais.

Controversamente, Antonio & Ciccone (2013) verificaram que os participantes de seu estudo floram mais beneficiados pela suplementação de 5 g de creatina imediatamente após a sessão de treinamentos quando comparados aos que ingeriram imediatamente antes do treinamento, o protocolo de estudos durou quatro semanas. Esses resultados são corroborados pela revisão de Ribeiro *et al* (2021).

O sucesso da suplementação de creatina levou os fabricantes a tentarem otimizar o tempo de absorção e os efeitos na performance criarem formulações diferentes para a creatina. Até o momento as evidências são fortes de que a forma de creatina monoidratada em pó seja a mais eficiente em comparação com as outras (Jäger *et al* 2011; Jagim *et al* 2012; Tyka *et al* 2015; Whinton *et al* 2020; Askow *et al* 2022). Para o presente trabalho toda vez que for usado o termo "suplementação de creatina", a referência será especificamente à suplementação de creatina monoidratada, a não ser que haja observação em contrário.

3.3 Segurança da suplementação de creatina

Apesar do extenso corpo de literatura existente, persiste um considerável debate, especialmente entre profissionais de exercício e fitness, acerca da segurança da suplementação de creatina. Essas preocupações com a segurança muitas vezes estão relacionadas a estudos de caso infundados, relatos anedóticos e informações incorretas (Persky & Rawson 2007; Kim *et al* 2011; Balestrino & Adriano 2019; Antonio *et al* 2021).

A principal inquietação em relação à suplementação de creatina está associada à função hepática e renal. Em 1998, houve um caso em que um jovem do sexo masculino com glomeruloesclerose segmentar focal e síndrome nefrótica redicivante, que já tinha doença renal, começou a tomar creatina como suplemento. Isso levou a um aumento na creatinina, que foi erroneamente interpretado como um sinal de deterioração da função renal. Mesmo após dois especialistas independentes terem corrigido esse equívoco em cartas enviadas a uma revista, ainda subsistiram especulações sobre a relação entre creatina e função renal (Persky & Rawson 2007; Kim *et al* 2011; Balestrino & Adriano 2019).

A avaliação da saúde renal por meio da creatinina urinária (também conhecida como depuração urinária ou estimativas baseadas na taxa de filtração glomerular - TFG) tem sido apontada como uma ferramenta valiosa. Isso se deve à quase constante conversão de creatina em creatinina em indivíduos saudáveis, o que possibilita um método rápido e econômico para auxiliar os profissionais na avaliação da função renal de seus pacientes. A creatinina é eliminada do sangue principalmente pelos rins, por meio da filtração glomerular, além da secreção tubular proximal. Portanto, as concentrações de creatinina no sangue e na urina podem ser utilizadas para calcular a depuração da creatinina, uma medida que se correlaciona de forma aproximada com a TFG (**Vanmassenhove** *et al* 2013).

No entanto, é importante destacar que a concentração plasmática de creatina aumenta com a suplementação, o que, por sua vez, leva a um aumento na taxa de excreção. Isso pode gerar confusões na avaliação da saúde renal por parte dos profissionais de saúde. Estudos conduzidos por

Franz *et al* (2022) demonstraram que o uso de creatina suplementar por sete dias resultou em valores médios de 22,5 mg de creatinina por decilitro de urina, enquanto o grupo de controle (sem suplementação de creatina) apresentou uma média de 11,6 mg de creatinina por decilitro de urina.

Como mencionado anteriormente, interpretações equivocadas levaram a concepções errôneas entre médicos e nutricionistas em relação à segurança da suplementação de creatina. Diversos estudos, no entanto, têm demonstrado que a suplementação de creatina não apenas é segura, mas também pode ser benéfica no tratamento de diversas condições de saúde. Nesse sentido, é fundamental que sociedades científicas e órgãos reguladores forneçam orientações aos profissionais de saúde, recomendando que não utilizem a creatinina urinária (ou a TFG) como único critério para avaliar a saúde renal de pacientes submetidos à suplementação de creatina (Machado 2022a).

Além disso, embora existam efeitos colaterais leves, como náuseas e desconforto gastrointestinal, esses efeitos são raros (ocorrem em menos de 5% dos usuários de creatina) e são mais frequentes quando se utiliza a técnica de carga de creatina, que envolve doses elevadas, ou seja, 20 gramas por dia (Dalbo *et al* 2012; Maughan *et al* 2018; Antonio *et al* 2021).

Conforme o uso da suplementação de creatina se torna mais comum em indivíduos com condições médicas específicas, a obtenção de dados adicionais de segurança se torna cada vez mais urgente. No entanto, com base em centenas de artigos de pesquisa publicados nas últimas duas décadas e duas declarações de consenso (Maughan *et al* 2018), parece que a suplementação de creatina, quando administrada nas doses recomendadas, é segura. Recentemente, dois estudos que avaliaram mais de 40 marcadores de saúde bioquímicos e hematológicos demonstraram que a suplementação de creatina é segura em adultos jovens. Ambos os estudos não encontraram alterações significativas nos resultados adversos após 7 dias (Almeida *et al* 2020) ou 28 dias (Almeida *et al* 2022) de suplementação de creatina.

Perspectiva do Especialista: Segurança da suplementação de creatina*
Scott Forbes, PhD, CISSN, CSEP-CEP

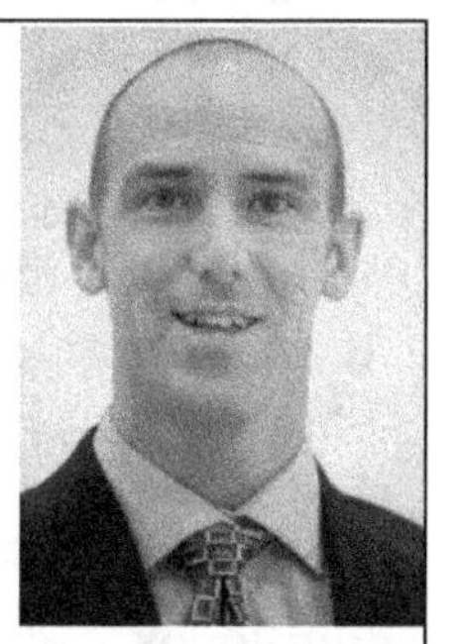

A creatina, uma molécula orgânica nitrogenada, pode ser produzida naturalmente no corpo, principalmente no fígado e nos rins, ou adquirida de fontes externas, como carne, peixe, aves, ou como um suplemento dietético prontamente disponível. Aproximadamente 95% da creatina total do corpo, que inclui creatina fosfato e creatina livre, é armazenada no músculo esquelético, enquanto a porção restante é distribuída entre outros tecidos, incluindo o cérebro. A creatina desempenha um papel fundamental como fornecedora de energia espacial e temporal, especialmente em tecidos que exigem alta demanda de energia, como músculos esqueléticos e cardíacos, ou neurônios no cérebro. A importância da creatina é bastante clara quando um indivíduo tem deficiências na síntese ou transporte de creatina. Nestas situações clínicas, existem várias implicações significativas no desenvolvimento e no crescimento.

Dado o seu papel crucial na produção de energia e a capacidade limitada do corpo para sintetizar creatina (~1 grama por dia), os músculos normalmente estão apenas ~60-90% saturados, uma vez que tal suplementação com creatina aumenta as reservas de creatina e o desempenho muscular. Além disso, a creatina destina-se ao tratamento de doenças neurodegenerativas e miopatias em adultos idosos, especialmente quando associada ao exercício. Consequentemente, a creatina tornou-se um dos suplementos dietéticos mais extensivamente pesquisados e amplamente utilizados. No entanto, apesar de uma literatura substancial, ainda existe uma falta de clareza no público relativamente à segurança da suplementação de creatina. As preocupações de segurança parecem resultar de relatos anedóticos, equívocos e estudos de caso que são confundidos por vários outros fatores mediadores.

A principal preocupação em relação à suplementação de creatina gira em torno do seu impacto potencial na função hepática e renal. Em 1998, um jovem do sexo masculino com doença renal iniciou a suplementação de creatina, o que levou a um aumento nos níveis de creatinina. Isto foi interpretado incorretamente como deterioração da função renal. Embora especialistas independentes tenham corrigido esta interpretação errada, as especulações sobre a creatina e a função renal ainda persistem. Além disso, efeitos colaterais leves, como náusea e desconforto gastrointestinal, são raros e são mais comumente observados quando os indivíduos seguem protocolos de carga de creatina (por exemplo, 20 gramas por dia).

Com o uso crescente da suplementação de creatina entre indivíduos com condições médicas específicas, há uma necessidade urgente de dados de segurança. No entanto, com base em centenas de artigos de investigação que abrangem várias décadas, parece que a creatina nas doses recomendadas é segura. No entanto, ainda é necessário ter cuidado ao selecionar fabricantes ou produtos de creatina, uma vez que pode ocorrer contaminação. É altamente recomendável ter um produto testado de forma independente.

*Texto original em inglês encontra-se nos anexos.

Capítulo 4
EFEITOS ERGOGÊNICOS DA SUPLEMENTAÇÃO DE CREATINA

Há um grande número de estudos mostrando efeitos positivos na performance de atletas e não atletas quando associam a suplementação de creatina aos exercícios e treinamento. Os efeitos mais evidentes e sólidos são em exercícios de força e potência, apesar de atletas de outras modalidades também possam ser beneficiados (Branche *et al* 2003; Kreider *et al* 2017; Forbes *et al* 2022).

4.1 Massa Corporal, Força e Potência

Vinte e três participantes com pelo menos 1 ano de experiencia com treinamento de força foram divididos em 2 grupos: suplementado com creatina (n=10) ou com placebo (n=13). Os participantes suplementados com creatina receberam 5 g vezes 4 ingestões por dia (totalizando 20 g/dia) durante cinco dias e depois passaram a utilizar 2 g por dia. Após as seis semanas do protocolo experimental os participantes suplementados com placebo tiveram aumento aproximado de 11, 9 kg no teste de uma repetição máxima (1RM) no exercício de rosca bíceps, enquanto o grupo suplementado com placebo teve aumento aproximado de 6,2 kg no mesmo teste, sendo a diferença significativa (P<0,01) (Becque *et al* 2000).

Uma revisão com metanálise (Dempsey *et al* 2002) que reuniu 16 estudos (com limite temporal até 2001) e verificou que indivíduos suplementados com creatina aumentaram 6.85 kg (95% intervalo de confiança [CI], 5.24-8.47) e 9.76 kg (95% CI, 3.37-16.15) acima do grupo placebo no exercício supino e no agachamento, respectivamente. Os autores chamam atenção de que em 7 dos estudos os indivíduos tinham menos que 36 anos de idade.

Rawson & Volek (2003) escreveram uma revisão narrativa sobre 22 estudos verificando que a suplementação de creatina associada ao treinamento para halterofilismo mostrou aumento médio significativo de 8% quando comparado a ingestão de placebo (p<0,05). Além disso, verificaram que o número de repetições realizadas durante o treinamento aumentava 20% nos indivíduos suplementados com creatina, quando os suplementados com placebo tinham aumento de 12%.

Em mulheres praticantes de treinamento com pesos, suplementadas por cinco dias com 0,3 g de massa corporal por dia e mais 0,03 g de massa corporal por dia durante 9 semanas, houve aumento significativo (p<0,05) de força nos exercícios supino e leg press inclinado, contudo, o aumento foi semelhante nos dois grupos de 13 mulheres participantes. Os autores concluíram que 9 semanas de suplementação de creatina não são capazes de aumentar mais a força de mulheres do que o treinamento sozinho (Ferguson & Syrotuik 2006).

Candow *et al* (2011) mostraram não haver diferença nos ganhos de força quando adultos jovens suplementavam creatina por duas ou três vezes por semana. A suplementação foi por duas semanas e equalizada, o grupo que consumia o suplemento duas vezes utilizava doses de 0,15 g por kg de massa corporal, já o grupo suplementado 3 vezes por semana utilizava 0,10 g por kg de peso corporal, sendo que o protocolo durou 2 semanas. Metodologicamente o estudo pode ser criticado por haver participantes de ambos os sexos, o que pode ter contaminado os resultados. Os resultados desse estudo são parcialmente corroborados por Law *et al* (2009) que mostraram a suplementação por cinco dias é superior a suplementação por 2 dias.

Outra revisão sistemática com metanálise foi realizada por Lanhers *et al* (2015), cujo desfecho primário era analisar a força de membros inferiores, mostrou que independente de sexo, idade e outras características a suplementação de creatina aumentou a força de membros inferiores. Para a realização dessa metanálise foram incluídos 60 ensaios clínicos randomizados, somando 646 participantes suplementados com creatina e 651 suplementados com placebo (total = 1297 participantes).

Ao avaliar a força explosiva em 30 atletas de halterofilismo, Wang *et al* (2016) encontrou aumentos significativos na performance desses atletas. O protocolo de suplementação consistiu em 6 dias de suplementação, sendo a dosagem de creatina de 20 g por dia. Os autores também verificaram aumentos significativos na performance do teste de 1RM.

Um ensaio clínico duplo cego placebo controlado realizado por Kaviani *et al* (2019) com 18 jovens do sexo masculino mostrou que mostrou aumento significativo (p<0,05) da força dos jovens suplementados quando comparados os participantes suplementados com placebo. Esse aumento foi verificado a partir das duas semanas iniciais e corroborado com as 8 semanas finais do ensaio clínico.

Azevedo *et al* (2022) mostraram que mulheres suplementadas por 7 dias com 5g creatina uma semana antes de iniciar 3 semanas de treinamento apresentaram aumentos significativo de força (avaliada pelo número de repetições máximas) quando comparadas ao grupo placebo. Adicionalmente foi verificado que as mulheres suplementadas com creatina apresentaram taxa de percepção do esforço menores que as que foram suplementadas com placebo.

Um recente ensaio clínico duplo-cego randomizado (Almeida *et al* 2022) mostrou que a suplementação de creatina monoidratada (0,3 g de creatina por kg de massa corporal por dia durante 7 dias e mais 21 dias com 0,03 g de massa corporal por dia) foi capaz de aumentar mais a força quando comparada ao placebo ($p < 0,05$). Deste estudo participaram 34 jovens do sexo masculino e o treinamento era composto por 6 exercícios realizados 5 vezes por semana. Esse estudo corrobora os achados de Mills *et al* (2020).

Koçak & Karli (2003) não verificaram diferenças significativas entre lutadores olímpicos suplementados com creatina (n=10) ou placebo (n=10) na potência anaeróbia avaliados no teste de Wingate comparados aos que consumiram o placebo, contudo o pico de potência foi significativamente maior nos suplementados com creatina. A suplementação consistiu em 4 doses de 5 g por dia sempre 1 h após o café da manhã, almoço, jantar e sessão treinamento.

4.2 Outras qualidades físicas e performance esportiva

Em estudo duplo-cego cruzado randomizado (os participantes eram controle deles mesmos) Ekerson *et al* (2004) verificaram que 4 doses de 5 g de creatina por dia durante 5 dias aumentam a capacidade de trabalho anaeróbia de mulheres mais do que suplementar por apenas 2 dias (doses iguais ao grupo comparativo. A capacidade anaeróbica de trabalho foi avaliada pelo teste de potência crítica. Importante destacar que os dois protocolos foram realizados após um washout de 28 dias, descrito na literatura como suficientes para que as concentrações de creatina e creatina fosfato retornem aos valores basais.
Jogadores de futebol com idades de 16±2 anos foram suplementados com quatro doses de 10 g creatina por dia (divididas em três momentos durante o dia) por uma semana. Antes e depois do período de suplementação foram realizados testes de habilidades específicas, o teste de potência de sprint e o teste de impulsão vertical (Jump-test). Os jogadores pertencentes ao grupo que consumiu creatina tiveram resultados significativamente superior (p<0,05) nos testes de potência de sprint e impulsão vertical quando comparados aos jogadores que ingeriram o placebo. Esse resultado não é corroborado por Williams *et al* (2014) e por Claudino *et al* (2014).
Jogadores de Rugby não foram beneficiados pela suplementação de creatina no estudo realizado por Ahmun *et al* (2005). Os atletas foram testados com 10 testes de Wingate de 6 segundos e com 10 sprints de 40 metros. Não houve diferenças significativas entre os atletas suplementados com creatina (4 doses somando 20 g de creatina por dia durante 5 dias. O desenho experimental foi

cruzado (os participantes realizaram os dois protocolos, suplementados e placebo). Hoffman *et al* (2005) corroboram os mesmos achados em um estudo realizado com 40 homens suplementados com 6 g de creatina por 6 dias.

A revisão sistemática com metanálise de Mielgo-Ayuso *et al* (2019) se valendo do critério PICOS (population, intervention, comparators, outcomes e study design) chegou a 9 estudos sobre suplementação de creatina e futebol. A partir da metanálise os autores concluíram que a suplementação de creatina aumentava a potência e força, sem, aumentar a endurance e potência aeróbica.

O teste de Wingate é amplamente utilizado para avaliar a potência e capacidade anaeróbia de atletas e não atletas. Testes de Wingate feitos em sequência foram utilizados para avaliar pos efeitos da creatina monoidratada como no estudo de Okudan & Gokbel (2005) no qual cinco repetições do teste foram realizadas para avaliar o efeito da suplementação em comparação ao placebo. Os resultados mostraram que a potência na quinta repetição foi significativamente maior no grupo suplementado do que no grupo placebo (p<0,05).

O ensaio clínico randomizado realizado com atletas profissionais de tênis por Pluim *et al* (2006) mostrou que a suplementação de creatina não era superior ao placebo em nenhum dos desfechos avaliados (velocidade do saque, velocidade do golpe de direita, velocidade do golpe invertido), levando os autores a concluírem que essa suplementação não é efetiva para os praticantes da modalidade. Importante ressaltar que os autores utilizaram dosagens recomendadas com loading de 6 dias (0,3 g de massa corporal por dia) e 28 dias de manutenção (0,03 g de massa corporal por dia).

Os resultados obtidos em testes de potência crítica no estudo de Kendall *et al* (2009) sustentam os resultados prévios mostrando que a suplementação de creatina monoidratada contribui positivamente para ganhos de potência em testes na bicicleta estacionária. Contudo o estudo de Hicker *et al* (2010) não verificou benefícios adicionais em ciclistas que utilizaram suplementação creatina, sendo que a performance geral e a potência máxima sem diferenças entre suplementados e controles. Zuniga *et al* (2012) também não verificaram efeitos significativos da suplementação de creatina nos resultados do teste de Wingate.

Utilizando a corrida em esteira na velocidade crítica e suplementação de creatina versus placebo, o ensaio clínico randomizado realizado por Smith *et al* (2011) não verificou incrementos significativos na potência aeróbica nem no tempo até exaustão em homens ou mulheres, sugerindo que a suplementação da creatina monoidratada não é eficaz em exercícios de longa duração. Esse achado não é corroborado por Oliver *et al* (2013), contudo o estudo conduzido por Olivier *et al* (2013) não avaliaram diretamente o desfecho performance aeróbia, deduzindo um possível efeito benéfico a partir da redução no limiar de lactato.

Ainda utilizando a esteira ergométrica, Bogdanis *et al* (2022) encontraram aumentos significativos na potência média e máxima, além de reduzir o índice de fadiga nos dois últimos sprints (eram 5 no total) em velocidade máxima. Curiosamente o protocolo de suplementação foi de 75 mg de creatina monoidratada por dia durante cinco dias, menor que o usual de 0,3 g por kg de massa corporal (21 gramas para uma pessoa de 70 kg).

Perspectiva do Especialista: Suplementação de Creatina no Futebol
Rodrigo Vilhena, Esp, BFR

A creatina é um dos suplementos mais estudados, seguros e eficientes que existe. Pode ser utilizado por crianças, adolescentes, idosos, praticante de atividade física ou atletas e independente do sexo.
É um recurso ergogênico com grande evidência quanto ao aumento de massa muscular, ganho de força / potência e resistência muscular. Auxilia também na energia cerebral, reduz a fadiga mental, ajuda na recuperação muscular além de ter função antioxidante. Não tem contraindicação, não faz mal aos rins e não engorda.
Utilizo esse suplemento com todos os atletas de futebol do Botafogo independentemente da posição em campo e também com atletas que estão se recuperando de lesão. Sempre junto a uma refeição ou associado a um suplemento com carboidrato para melhorar a absorção. A dosagem administrada está entre 3 a 5 gramas, todos os dias seja dia de treino ou jogos ou em dias de folga.

4.3 Efeitos Terapêuticos

A suplementação de creatina da população com diabetes mellitus tipo 2 (DM2) combinada com um programa de exercícios é conhecida por ser um possível adjuvante da terapia com efeitos hipoglicêmicos (Op't Eijnde *et al* 2006; Alves *et al* 2012; Solis *et al* 2021). É sugerido que a suplementação de creatina possa aumentar a sensibilidade dos tecidos pela insulina, agindo principalmente pela via da proteína kinase ativada por AMP (AMPK), aumentando a capacidade de captação da glicose circulante.

O tratamento de portadores de doenças congênitas do metabolismo têm sido o principal alvo dos estudos que tratam do uso da suplementação de creatina como adjuvante terapêutico (Kreider *et al* 2017). Esses pacientes apresentam perda da cognição e no desenvolvimento e podem evoluir a óbito em idades precoces. Os resultados dos estudos mostram que a suplementação de creatina logo após o nascimento e diagnóstico conduzem a um prognóstico melhor, com redução dos sintomas e sinais comuns.

Os pacientes com doenças neurodegenerativas (Alzheimer, Parkinson, Huntington, Lou Gehring, etc), distrofias musculares (principalmente Duchenne) e também Esclerose Lateral Amiotrófica (ELA) tem apresentado bons resultados quando suplementados com creatina (Gualano *et al* 2012; Kreider *et al* 2017)

Pacientes que tiveram traumas cerebrais leves tem sua recuperação melhorada com o uso adjuvante de suplementação de creatina. Normalmente esses traumas reduzem a capacidade mitocondrial dos neurônios e reduzem a capacidade cognitiva do paciente. Uma revisão realizada por Newman *et al* (2023) mostrou que a suplementação de creatina mostrou efeitos na melhora da cognição e na velocidade de recuperação dos tecidos lesionados pelo trauma.

O câncer é outro potencial alvo da utilização de suplementação de creatina. A caquexia é um dos principais efeitos do câncer e após o tratamento afetam em muito a qualidade de vida dos sobreviventes. Fairman *et al* (2019) realizaram uma revisão reunindo estudos que mostram que a suplementação de creatina pode ser de amplo interesse para potencializar os efeitos dos programas de exercício associados a pacientes sobreviventes de diversos tipos de câncer.

Mais recentemente há perspectivas de que o uso da suplementação de creatina poderia reduzir o risco de convulsão em epiléticos (Alraddadi *et al* 2023), sintomas depressivos (Kaneckar *et al* 2021)

Perspectiva do Especialista – Efeitos da Suplementação de Creatina na Gravidez
Steven B. Machek, PhD

Há razões crescentes para acreditar que a creatina pode ter um papel em mulheres grávidas [1]. Proporcional ao papel da creatina e da fosfocreatina (PCr) como tampões de energia intracelular através da manutenção dos níveis de trifosfato de adenosina (ATP), a creatina também pode mitigar os efeitos deletérios da isquemia hipóxica no nascimento. Especificamente, a asfixia perinatal pode ocorrer devido a eventos como hemorragia materna, descolamento agudo da placenta, ruptura uterina, prolapso do cordão umbilical ou infecção intraparto [2]. Embora afete um número relativamente pequeno de nascidos vivos, os sobreviventes frequentemente sofrem danos permanentes nos tecidos de muitos órgãos, incluindo o cérebro [1]. Consequentemente, foi relatado anteriormente que mulheres que apresentam resultados adversos na gravidez, incluindo natimortos e asfixia perinatal, apresentam concentrações séricas reduzidas de creatina [3]. Esses dados apoiam, assim, pesquisas existentes em animais que descrevem uma proteção mediada pela creatina ao dano hipóxico de múltiplos órgãos e dão credibilidade para uma maior elucidação dos impactos potencialmente positivos da suplementação na gravidez humana [1].

Apesar de a maioria das evidências que mostram reduções na mortalidade perinatal por danos a órgãos serem específicas de animais, os níveis de creatina na urina materna humana estão estatisticamente associados a parâmetros de crescimento, como peso e comprimento ao nascer [4]. Os tecidos fetais durante a gravidez também são suscetíveis ao aumento do estresse oxidativo associado à gravidez [1]. Além disso, muitas das complicações relativamente comuns durante a gestação, como pré-eclâmpsia e diabetes gestacional, são caracterizadas por aumento do estresse oxidativo entre a unidade materno-fetal [1]. A creatina demonstrou efeitos semelhantes aos antioxidantes através da capacidade de extinguir modestamente os radicais livres, como o estresse oxidativo mediado por peroxinitrito e peróxido de hidrogênio [5]. De acordo os dados mais amplos do músculo esquelético e até mesmo dos campos da neurofisiologia, a creatina pode razoavelmente facilitar uma bioenergética mais eficiente em muitos tecidos [6].

No entanto, existem pouquíssimas pesquisas para descrever o papel da suplementação de creatina em mulheres grávidas e/ou os resultados peri e pós-natais para o feto e a criança, respectivamente. Os esforços para investigar a creatina a este respeito são reforçados por pesquisas que demonstram segurança na suplementação prolongada de bebês e que a fisiologia feminina grávida parece acomodar a creatina através da expressão precoce de transportadores de creatina e que ela se acumula prontamente nos tecidos fetais através da placenta [1, 7, 8]. Por outro lado, ainda não existem investigações sobre suplementação nessas populações sensíveis e há alguma preocupação sobre como os impactos osmolíticos da creatina podem afetar as mudanças de fluidos gestacionais [1]. No entanto, complicações na gestação, no nascimento e até mesmo pós-natais (ou seja, terapia respiratória em neonatos prematuros) são difíceis de prever e, portanto, a suplementação de creatina pode representar um protetor promissor de múltiplos órgãos contra danos hipóxicos ao cérebro imaturo [1].

[1] Dickinson, H., et al., *Creatine supplementation during pregnancy: summary of experimental studies suggesting a treatment to improve fetal and neonatal morbidity and reduce morta*
lity in high-risk human pregnancy. BMC Pregnancy Childbirth, 2014. **14**: p. 150
[2] Gillam-Krakauer, M. and C.W. Gowen Jr, *Birth Asphyxia*, in *StatPearls*. 2023: Treasure Island (FL) with ineligible companies. Disclosure: Clarence Gowen Jr declares no relevant financial relationships with ineligible companies
[3] Heazell, A.E., et al., *A metabolomic approach identifies differences in maternal serum in third trimester pregnancies that end in poor perinatal outcome.* Reprod Sci, 2012. **19**(8): p. 863-75
[4] Dickinson, H., et al., *Maternal creatine in pregnancy: a retrospective cohort study.* BJOG, 2016. **123**(11): p. 1830-8

[5] Lawler, J.M., et al., *Direct antioxidant properties of creatine.* Biochem Biophys Res Commun, 2002. **290**(1): p. 47-52

[6] Machek, S.B. and J.R. Bagley, *Creatine Monohydrate Supplementation: Considerations for Cognitive Performance in Athletes.* Strength and Conditioning Journal, 2018. **40**(2): p. 82-93.

[7] Blancquaert, L., et al., *Changing to a vegetarian diet reduces the body creatine pool in omnivorous women, but appears not to affect carnitine and carnosine homeostasis: a randomised trial.* Br J Nutr, 2018. **119**(7): p. 759-770

[8] Dickinson, H., et al., *Creatine for women in pregnancy for neuroprotection of the fetus.* Cochrane Database Syst Rev, 2014(12): p. CD010846

Capítulo 5
ENVELHECIMENTO

O envelhecimento da população é um dos maiores desafios da humanidade no século XXI. A Organização das Nações Unidas (ONU) estima que em 2021 havia pouco mais de 1 bilhão de pessoas maiores de 60 anos, correspondendo à aproximadamente 13% do total da população. Há previsões de que em 2050 chegaremos a 21% de pessoas com mais de 60 anos (United Nations, 2022). Cuidar para que essas pessoas tenham uma vida digna e que sejam preservados seus direitos humanos é um desafio com dimensões econômicas, políticas e sociais.

É natural que os organismos vivos envelheçam, nós humanos não somos diferentes. Acompanha o envelhecimento o declínio de diversas funções que diminuem a autonomia funcional. Ocorre redução da massa muscular, redução da densidade óssea e declínio nas capacidades cognitivas como a memória (Machado & Pereira, 2022). Contudo, parte dessas perdas podem ser mitigadas através de estratégia como hábitos de vida mais saudáveis (exercícios físicos, nutrição adequada, etc.) além de redução ou mesmo abstenção de tabaco e álcool (Ji *et al* 2022). A autonomia que é perdida pode ser em parte recuperada ou mantida tornando a qualidade de vida dessas pessoas melhor.

Perspectiva do Especialista: Dor e Envelhecimento
Pablo Guimarães, MD, SBOT, SBMEE

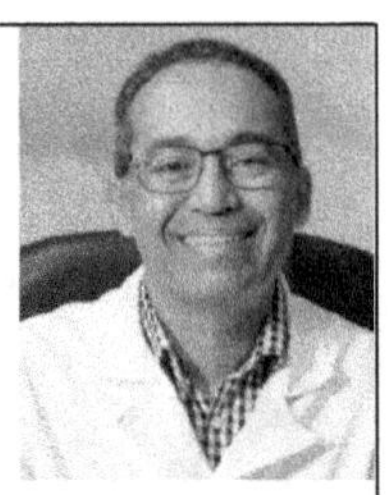

A dor crônica é considerada um problema de saúde pública mundial, pode levar ao estresse físico e emocional, além de altos custos financeiros e sociais para a população. A definição de dor crônica é aquela que persiste após três meses além do tempo habitual de cura de uma lesão, ou que está associada a processos patológicos crônicos, que causam dor contínua ou recorrente. Acomete 1 entre 5 adultos; aumenta com a idade e atinge mais as mulheres.

O Brasil, possui, aproximadamente, 214 milhões de habitantes em 2023 (segundo a ONU), tinha uma expectativa de vida de 48,1 anos em 1950. Em 2023, essa expectativa de vida subiu para 76,2 anos. Considerando que envelhecer acarreta conviver com o "peso" e o "preço" da idade, é necessário que se busque maneiras, métodos e tratamentos que tragam uma qualidade de vida para essas pessoas. À medida que as pessoas envelhecem, é comum experimentarem uma maior incidência de dor devido a várias razões, incluindo mudanças fisiológicas, doenças crônicas, lesões e desgaste do corpo ao longo do tempo.

A artrose ou osteoartrose é o desgaste da cartilagem que reveste as articulações (juntas). É um fenômeno natural que faz parte do envelhecimento do organismo. Portanto, o desenvolvimento da artrose ocorrerá e prevalecerá a medida que o indivíduo envelhecer. O principal sintoma da artrose é a DOR! Além disso, com o envelhecimento, os músculos tendem a perder massa e força o que piora a sobrecarga das articulações, além de diminuir a função do nosso sistema locomotor.

Então, considerando que, a expectativa de vida está aumentando, as pessoas envelhecendo mais, com isso, desenvolvendo e sentindo mais os sintomas relacionados a artrose, a única solução é aprender a conviver com dor? A resposta é clara e direta: NÃO! Ninguém necessita conviver com dor.

As terapias e tratamentos regenerativos estão evoluindo cada dia mais proporcionando uma melhora significativa na dor. Porém, eles não promovem cura. Portanto, há a necessidade de se associar outros métodos de manejo para a permanência desse bem-estar.

A principal ferramenta auxiliar nesse contexto é a realização de atividade física! A atividade física regular melhora a qualidade funcional das articulações, melhora a qualidade e o ganho de força muscular, além de promover uma melhora no caráter físico, social, fisiológico e psicológico.

Envelhecer é uma dadiva concedida, mas cuidar desse bem se torna o nosso compromisso.

Perspectiva do Especialista: Treinamento de Força para Idosos
Paulo Eduardo Pereira, MSc, PhD.

A população idosa tem crescido muito nos últimos anos em todo o mundo, sendo que o Brasil vem se tornando um dos países com a maior população nessa faixa etária. Dentre os diferentes métodos de treinamento físico, o treinamento de força tem sido fortemente recomendado para os idosos por impactar, positivamente, a saúde e a qualidade de vida dessa população. A prática regular de treinamento de força por idosos induz um aumento da flexibilidade, aumento da velocidade de caminhada e habilidades funcionais, contribui com a prevenção de lesões, induz melhorias na estabilidade dinâmica e redução na incidência de quedas, contribui com a redução da gordura corporal, induz aumento da densidade e do conteúdo mineral ósseo, aumento da taxa metabólica de repouso, melhora da pressão arterial basal, melhora do estado inflamatório, melhora de indicadores de síndrome metabólica e melhora dos indicadores de risco cardiovascular.

As atuais evidências têm sugerido que um de programa de treinamento de força devidamente projetado, com instruções apropriadas sobre a técnica, execução dos exercícios, é seguro e eficaz para a população idosa. Considerando a manipulação das variáveis do treinamento de força as seguintes recomendações têm sido sugeridas: 2 a 3 séries de 1 a 2 exercícios multiarticulares por grupo muscular, intensidades de 70 a 85% de 1 repetição máxima, 2 a 3 vezes por semana, manutenção de velocidades mais altas em movimentos concêntricos em exercícios realizados a 40 a 60% de 1 repetição máxima. É importante ressaltar que apesar da literatura sugerir a manipulação das variáveis conforme descrito anteriormente, os programas de treinamento de força para idosos devem seguir os princípios de individualidade biológica e progressão de cargas.

5.1 Obesidade Sarcopenica

A obesidade sarcopênica é uma síndrome geriátrica complexa e emergente, caracterizada pela coexistência de sarcopenia (baixa massa muscular, redução da força muscular e disfunção física) e excesso de gordura (figura 8), o que resulta em diversas complicações clínicas adversas, como fragilidade, quedas, incapacidade, imobilidade, fraturas, condições cardiometabólicas, doenças respiratórias, câncer e aumento da mortalidade (Batsis & Villareal 2018).
O mecanismo fisiopatológico da obesidade sarcopênica é complexo e ainda não está totalmente definido. Os principais fatores etiológicos incluem mudanças na composição corporal relacionadas à idade, alterações hormonais específicas do sexo, inflamação crônica de baixo grau, resistência à insulina, comportamento sedentário e dieta não saudável. A inflamação, o estresse oxidativo e a resistência à insulina são considerados fatores-chave no desenvolvimento da obesidade sarcopênica (Kalinkovich & Livshits 2017). À medida que as evidências se acumulam, torna-se importante adotar estratégias adequadas de dieta e exercícios para prevenir e tratar a obesidade sarcopênica e suas consequências adversas. Além disso, há algumas terapias potenciais e em desenvolvimento para a obesidade sarcopênica, como suplementação de testosterona, moduladores seletivos de receptores de andrógenos, inibidores de miostatina e medicamentos antiobesidade (Ji *et al* 2022). Além disso, a suplementação de creatina monoidratada pode ser um forte coadjuvante no tratamento da obesidade sarcopenica (Machado 2022b).

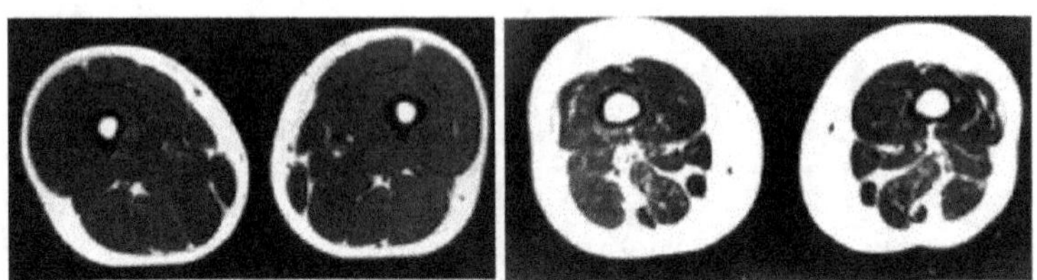

Figura 8 – Corte de ressonância magnética da coxa de um adulto de 21 anos, fisicamente ativo (esquerda) e idoso de 63 anos, sedentário (direita). A massa muscular (cinza) está diminuída no idoso; a gordura subcutânea e intramuscular (branca) está aumentada (Silva *et al* 2006).

5.2 Envelhecimento do sistema nervoso

O envelhecimento do sistema nervosa central (SNC) está associado a uma série de fenótipos fisiológicos. Isso inclui a deterioração progressiva das funções cognitivas, como a memória e a capacidade de processar informações. Além disso, o SNC sofre uma perda gradual de massa tecidual, que é frequentemente observada na redução do volume cerebral em idosos. Aumenta-se também a suscetibilidade a doenças neurodegenerativas relacionadas à idade, como o Alzheimer e o Parkinson. Esses fenótipos limitam a vida funcional do SNC e, consequentemente, afetam a qualidade de vida do indivíduo (Carvalho-Alves & Medeiros 2004).

Os lipídios desempenham um papel central no envelhecimento do SNC devido à sua abundância e função na determinação da estrutura e função das membranas celulares. Os lipídios compõem cerca de metade do peso seco do cérebro humano. Embora contenham poucas gorduras de armazenamento, a massa de lipídios reflete a abundância de membranas no tecido cerebral. A composição dos lipídios, incluindo suas estruturas químicas e estequiometrias, influencia a estrutura e as propriedades biofísicas das membranas em todo o corpo (Skowronska-Krawczyk & Budin 2020).

A capacidade do cérebro adulto de mudar suas conexões, chamada de plasticidade sináptica, desempenha um papel crucial na aprendizagem e memória. As mitocôndrias são fundamentais na regulação dessa plasticidade sináptica. Em primeiro lugar deve-se levar em consideração a mobilidade das mitocôndrias que diminuída impede a manutenção e fortalecimento das conexões dendríticas, além de contribuir para que não haja formação de novas conexões sinápticas. Além disso, o papel energético da mitocôndria regula os processos de plasticidade neural, e nas demais funções celulares, a redução da produção de energia reduz a capacidade de sequestro do cálcio e controle da concentração dos demais íons. Isso afeta a capacidade de transmissão do impulso nervoso e desregula e expressão genética (Todorova & Blokland 2017).

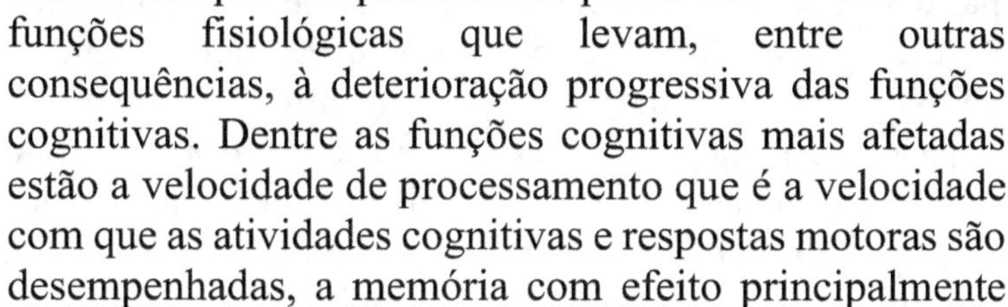

Perspectiva do Especialista: Envelhecimento do sistema nervoso

Rude de Souza Maciel, Esp, MSc

O envelhecimento biológico se caracteriza por um processo de perda de funções fisiológicas que levam, entre outras consequências, à deterioração progressiva das funções cognitivas. Dentre as funções cognitivas mais afetadas estão a velocidade de processamento que é a velocidade com que as atividades cognitivas e respostas motoras são desempenhadas, a memória com efeito principalmente na capacidade de acessar informações recentes, a atenção que é a capacidade de focar em um estímulo específico e processar a informação relevante, funções executivas como tomada de decisões e a linguagem com um declínio da fluência verbal.

Estudos associados as questões do envelhecimento têm contribuído de forma significativa para a compreensão das modificações morfológicas e funcionais do cérebro. Um dos aspetos que tem sido observado é a redução progressiva no volume de massa cinzenta, com maior proeminência no córtex pré-frontal e de forma mais moderada no lobo temporal, com particular expressão no hipocampo. Os mecanismos envolvidos são diversos, podendo incluir a morte neuronal, a diminuição do tamanho do neurônio e a redução da densidade sináptica. A redução de espinhas dendríticas no córtex pré-frontal tem sido associada ao comprometimento da memória de trabalho acumulando argumentos que sustentam a hipótese de um comprometimento da plasticidade sináptica como elemento-chave do déficit cognitivo associado ao envelhecimento. O envelhecimento dos neurônios a nível hipocampal e do córtex pré-frontal estão associados também a desequilíbrios na homeostasia do Cálcio e a modificações eletrofisiológicas que aumentam o tempo necessário para a repolarização neuronal, coincidindo com uma redução nos níveis de fatores neurotróficos como o BDNF (Brain derived neurotrophic factor). A deterioração na comunicação entre neurónios pode também estar associada a uma desregulação nos genes responsáveis pela síntese de proteínas sinápticas, a ocorrência de processos inflamatórios, e ao stress oxidativo durante as fases mais avançadas da vida. Nesse sentido, a promoção de um envelhecimento saudável deve contemplar a dimensão cognitiva, mediante a implementação de estratégias de intervenção que estimulem e promovam um estilo de vida ativo através da prática de exercícios físicos, sendo estes responsáveis pela melhora da circulação sanguínea cerebral e síntese e degradação de neurotransmissores, bem como atividades intelectualmente estimulantes como a prática musical, leitura, xadrez entre outros. Estas estratégias modulam a reserva cognitiva do idoso através de uma otimização do mecanismo de plasticidade neural, de tal forma que possa compensar ou minimizar as alterações provocadas pelo processo de envelhecimento.

Perspectiva do Especialista: Envelhecimento e Inflamação - Thiago Teixeira Guimarães. BSc, MSc, PhD

Inúmeras teorias biológicas se propõem a explicar o processo de envelhecimento. Segundo Hassan (2011), as mais notáveis são: a teoria evolucionária – os genes se deterioram ao longo da vida; a teoria molecular – mutações acumuladas na expressão genética reduzem a eficiência nos processos de síntese de proteínas; a teoria do controle neuroendócrino – alterações crônicas impactam a homeostase; a teoria dos radicais livres – o estresse oxidativo prejudica a homeostase; a teoria dos telômeros – associação entre o processo de encurtamento dessas estruturas e a senescência [1].

No entanto, o crescimento exponencial da ciência na área da imunologia permitiu o desenvolvimento de uma visão cada vez mais crítica e integrada às teorias tradicionais do envelhecimento. Condições como a fragilidade, o aumento de suscetibilidade a doenças crônicas, desequilíbrios inter e intra sistemas fisiológicos, alterações no metabolismo e proliferação de células, além de danos ao DNA e o comprometimento da capacidade funcional de idosos estão frequentemente associados à imunidade [2,3].

A exposição ao tempo impacta diversos componentes humorais e celulares da imunidade, tanto a inata como a adaptativa [4]. Macrófagos e células dendríticas, cujos papeis envolvem, por exemplo, a apresentação de antígenos e ativação de linfócitos T, reduzem a expressão e função de receptores de antígenos, a quimiotaxia, a capacidade fagocítica e a produção de citocinas. Neutrófilos, importantes no processo de fagocitose e secreção de moléculas microbicidas, diminuem a tradução de sinais, a produção de superóxido, a apoptose, além da expressão de receptores mediadores da apresentação de antígenos e diferenciação celular [2].

Outros exemplos de células do sistema imune que sofrem com o processo de desgaste provocado pelo tempo são as assassinas naturais (*natural killers* – NK) e os linfócitos B. As células NK reduzem sua citotoxidade, capacidade de tradução de sinais e resposta a citocinas, características associadas à maior vulnerabilidade a infecções celulares e menor capacidade de reparo de insultos celulares em idosos. Os linfócitos B diminuem em quantidade e tornam-se menos específicos, comprometendo as respostas imunitárias primária e secundária [2].

Estruturas como o tecido adiposo e o timo também apresentam mudanças ao longo da vida. No tecido adiposo, proliferam-se citocinas inflamatórias em detrimento das anti-inflamatórias, assim como macrófagos classicamente ativados (M1) em relação aos alternativamente ativados (M2)[2,5]. Quanto ao timo, sua involução está associada à redução de células T virgens[2].

Diversas alterações biológicas têm sido atribuídas ao envelhecimento, indicando a necessidade de aprofundamento e integração entre diferentes áreas do conhecimento para mitigar seu impacto na vida de pessoas e nos sistemas de saúde. A imunologia, portanto, pode contribuir como elo para integrar tais conhecimentos e elucidar diversas questões.

[1] HASAN, K. M. *et al.* (2012) Psychological stress and aging: role of glucocorticoids (GCs). Age (Dordr), v. 34, n. 6, p. 1421-33.
[2] MÜLLER, L. & PAWELEC, G. (2014) Aging and immunity - impact of behavioral intervention. Brain Behav Immun, v. 39, p. 8-22.
[3] WANG, Y. et al (2022) Immunosenescence, aging and successful aging. Front Immunol, v. 13, p. 942796.
[4] KIM, M. E.; LEE, J. S. (2023) Immune Diseases Associated with Aging: Molecular Mechanisms and Treatment Strategies. Int J Mol Sci, v. 24, n. 21.
[5] VENTURA, M. T. *et al.* (2017) Immunosenescence in aging: between immune cells depletion and cytokines up-regulation. Clin Mol Allergy, v. 15, p. 21.

5.3   Envelhecimento dos Ossos (osteoporose)

O esqueleto, estrutura central do nosso corpo, desempenha muitas funções importantes, incluindo suporte corporal, facilitação de movimentos, proteção de órgãos internos, armazenamento de minerais, hematopoiese e produção de fatores/hormônios importantes com diversos efeitos tanto local quanto sistemicamente. Com o envelhecimento, essas funções tornam-se alteradas ou prejudicadas. O tecido ósseo é dinâmico e está em constante remodelação ao longo da vida. Durante o envelhecimento, essa remodelação é afetada por uma variedade de fatores, resultando na perda de massa óssea e na deterioração da qualidade do osso. O envelhecimento do tecido ósseo é um processo complexo e multifatorial que envolve influências genéticas, hormonais, ambientais e estilo de vida. Compreender as mudanças que ocorrem no tecido ósseo ao longo do envelhecimento é essencial para o desenvolvimento de estratégias de prevenção e tratamento de doenças ósseas relacionadas à idade, como a osteoporose (Carvalho-Alves & Medeiros 2024).

A diminuição na densidade mineral óssea é uma característica marcante do envelhecimento ósseo. Isso resulta em ossos mais frágeis e suscetíveis a fraturas. A estrutura trabecular do osso se torna mais porosa, comprometendo a resistência. Além disso, a matriz óssea perde qualidade, tornando-se menos resiliente. Com o envelhecimento, a capacidade do organismo de formar novo osso diminui, afetando a reparação de microfraturas e a remodelação óssea (**Adejuyigbe** *et al* 2023) (figura 9).

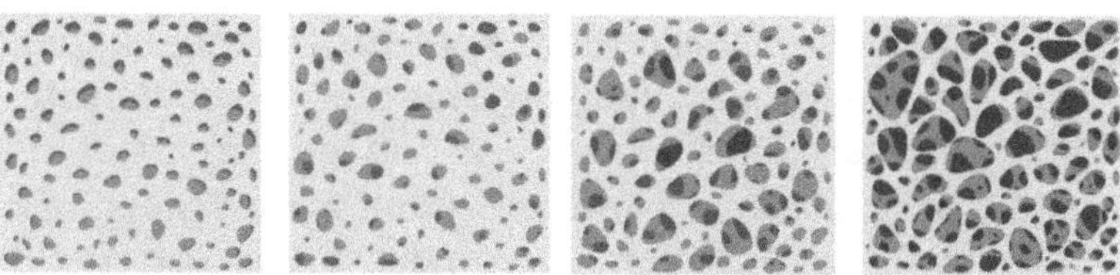

Figura 9 – Representação microscópica das trabéculas ósseas, na extremidade esquerda o osso está com a mineralização preservada, na extremidade direita osso osteoporótico (fonte: Freepic.com).

A perda de densidade óssea e a fragilidade resultante têm implicações clínicas significativas. Os idosos são mais suscetíveis a fraturas ósseas, o que pode levar a complicações graves, como a imobilidade, a perda da independência e a diminuição da qualidade de vida. Além disso, a osteoporose, uma condição comum relacionada ao envelhecimento, está associada a um risco aumentado de fraturas (Adejuyigbe *et al* 2023).

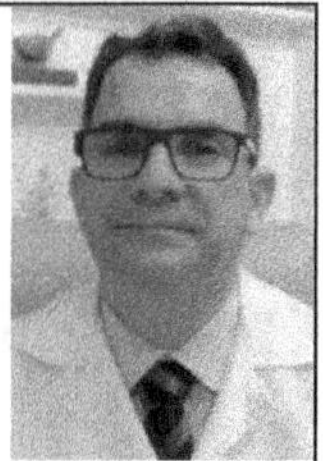

Perspectiva do Especialista: Síndrome de Fragilidade nas fraturas de fêmur em idosos
Leo Ribeiro Chiarelli, MD, MSc, SBOT

A contemporaneidade demarca um expressivo aumento de transição demográfica, diante da ampliação da expectativa de vida, em que as taxas de fecundidade e mortalidade da população mundial vêm diminuindo consideravelmente, colaborando para o processo de envelhecimento da população. O envelhecimento está intimamente relacionado com o processo de fragilização, que vem sendo cada vez mais estudado, principalmente, por geriatras e gerontólogos, a fim de classificar os indivíduos idosos e, com isso, otimizar os cuidados e tratamento de possíveis enfermidades que acometem essa faixa etária da vida. A Síndrome de Fragilidade tem as quedas como importante consequência do aumento da vulnerabilidade, ocasionando diversas fraturas, sobretudo, pelo alto índice de osteoporose. As fraturas de fêmur aumentam significativamente a mortalidade, chegando a atingir níveis superiores a 30%, após um ano do tratamento cirúrgico, optado – na grande maioria dos casos – por proporcionar uma recuperação mais rápida e evitar tempo maior de imobilidade no leito; o que, geralmente, causa uma taxa maior ainda de complicações, como trombose venosa profunda, pneumonias, infecções urinárias de repetição, úlceras de pressão e diversas outras complicações. O tratamento conservador desse tipo de fratura fica restrito a pacientes já acamados ou que tenham alguma patologia que contraindique a realização do procedimento cirúrgico. A relação da Síndrome de Fragilidade com a mortalidade nos pacientes submetidos a tratamento cirúrgico das fraturas do 1/3 proximal do fêmur vem sendo estudada, a qual gerou uma classificação desses pacientes em Frágeis ou Robustos, através de diversas ferramentas de fácil aplicabilidade, como o Índice de Vulnerabilidade Clínico Funcional (IVCF-20), que utiliza um questionário de apenas 20 perguntas. Assim como a Síndrome de Fragilidade, existem diversos outros fatores que aumentam essa mortalidade, quais sejam: idade avançada, sexo masculino, condição nutricional, cognição, escore de ASA (escore de Avaliação pré-operatória da Sociedade Americana de Anestesiologia), entre outros menos importantes. Fica evidente que, enquanto sociedade, não somente devemos voltar nossas atenções para a prevenção primária de acidentes nessa população, mas, igualmente, proporcionar uma melhor qualidade de vida para esse contingente populacional, através de atividades físicas e sociais, com vistas a melhorar o escore individual de fragilidade e contemplar uma saúde senil com um número menor de quedas, internações e, consequentemente, diminuição da mortalidade.

Capítulo 6
SUPLEMENTAÇÃO DE CREATINA PARA PESSOAS IDOSAS

Já foram analisados diversos benefícios da suplementação de creatina, bem como seus alegados efeitos indesejáveis. Também foram analisados os efeitos para diversas populações das mais diferentes faixas etárias, níveis de condicionamento e modalidades esportivas. Este capítulo tem como atenção especial a suplementação de creatina e os exercícios em idosos (Dalbo *et al* 2009).

6.1 Músculos

Como foi relatado anteriormente a suplementação de creatina contribui para o aumento da massa corporal e da massa magra. Inicialmente o aumento da massa magra se dá pela retenção de líquido intracelular. Obviamente o aumento de líquido por si só, aumentará a massa corporal. É importante que duas coisas fiquem claras: uma que o aumento de massa não é sinônimo de engordar, visto que engordar seria aumento de massa de gordura, que não é o caso; e a segunda que o aumento ou retenção de líquido é intracelular, o que significa que não há maior quantidade de água nos interstícios ou vasos sanguíneos (Becque *et al* 2000; Kreider *et al* 2017; Antonio *et al* 2021).
Contudo o amento da massa muscular não se dá somente pelo aumento de líquido intracelular, a tensão gerada na membrana da célula induzirá uma cascata de sinalização,

envolvendo a via Akt/mTOR para estimular os mionúcleos (núcleos das fibras musculares) a sintetizar mais proteínas (Dangott *et al* 2000; Burke *et al* 2023; Leite *et al* 2023).

Uma revisão sistemática com metanálise conduzida por Forbes *et al* (2021) mostrou que independentemente da estratégia de dosagem adotada, a creatina foi capaz de aumentar a massa de tecido magro e o ganho de força quando comparada a um grupo que recebeu placebo em pessoas com mais de 60 anos. Subanálises adicionais revelaram que a combinação de uma fase de carga seguida de doses mais baixas de creatina (≤5 g/dia) resultou em um notável aumento na força no exercício supino reto em comparação ao grupo placebo. Por outro lado, doses mais elevadas de creatina (>5 g/dia), independentemente da presença ou ausência de uma fase de carga, resultaram em ganhos significativos de força no exercício leg press em comparação ao grupo que recebeu placebo. Por fim, a suplementação de creatina apenas nos dias de treinamento de resistência revelou um aumento significativo tanto na massa de tecido magro quanto na força, quando comparada ao grupo que recebeu placebo.

Outra revisão sistemática (sem metanálise) foi realizada por Stares & Bains (2020) analisando 17 estudos. Os resultados dessas pesquisas sugerem que para colher efeitos ergogênicos significativos da creatina, tanto na força muscular superior quanto inferior, capacidade funcional e aumento da massa magra em uma população idosa, é necessária uma suplementação contínua e diária de creatina em doses reduzidas, combinada com um programa de treinamento de resistência com duração mínima de 12 semanas.

Dos Santos *et al* (2021) realizou uma revisão sistemática com metanálise incluindo apenas mulheres idosas (10 estudos selecionados após triagem incluindo 211 participantes) que realizaram treinamentos com peso e suplementação de creatina. A suplementação com creatina aumentou significativamente as medidas de força da parte superior do corpo (7 estudos, $n = 142$, $p = 0,04$), sem efeito na força da parte inferior do corpo ou nas medidas de massa muscular. As subanálises revelaram que tanto a força da parte superior do corpo (4 estudos, $n = 97$, $p = 0,05$) quanto da parte inferior do corpo (4 estudos, $n = 100$, $p = 0,03$) aumentaram a Cr, em comparação com o placebo em estudos ≥ 24 semanas de duração. De acordo com estes resultados, mulheres mais velhas que suplementam com Cr experimentam ganhos significativos na força muscular, especialmente quando o treinamento com pesos dura pelo menos 24 semanas. Os autores enfatizam que dado o nível de evidência, são necessários futuros estudos de alta qualidade para confirmar estes resultados.

Um ensaio clínico randomizado teve como objetivo investigar os efeitos do treinamento com pesos combinado com a suplementação de creatina monoidratada sobre o estresse oxidativo, defesa antioxidante, força muscular e qualidade de vida em idosos. A pesquisa envolveu 45 idosos voluntários, homens e mulheres, que não eram atletas, selecionados aleatoriamente e divididos em três grupos de 15 indivíduos cada: o grupo que realizou treinamento com pesos com suplementação de creatina (TR + CS), o grupo que fez treinamento com pesos com placebo (TR + P) e o grupo controle. O protocolo de treinamento resistido foi implementado ao longo de 10 semanas, com três sessões semanais. A suplementação de creatina foi administrada diariamente, na dose de 0,1 g/kg de peso corporal, enquanto o grupo placebo ingeriu a mesma quantidade de amido. A intervenção de treinamento com pesos resultou em melhorias na força muscular nos grupos experimentais (p = 0,001). Notavelmente, as mudanças na força muscular foram mais proeminentes no grupo TR + CS em comparação com o grupo TR + P (p < 0,05). Consequentemente, a prática regular de treinamento com pesos pode ser recomendada como uma abordagem não farmacológica altamente adequada para aumentar a força muscular em idosos. A utilização deste suplemento em combinação com o treinamento com pesos parece potencializar os ganhos de força obtidos com esse tipo de exercício em idosos (Amiri & Sheikholeslami-Vatani 2023).

As evidências sugerem que a suplementação com creatina monoidratada, especialmente quando combinada com treinamento com pesos, pode ter impactos positivos nos indicadores de envelhecimento do sistema muscular. Esse benefício para o sistema musculoesquelético fornece uma base sólida para considerar a creatina como uma intervenção potencial no tratamento da fragilidade e da caquexia associadas ao envelhecimento (Candow *et al* 2019; Forbes *et al* 2022; Candow *et al* 2022).

6.2 Sistema Nervoso

Há uma crescente literatura que sugere que a creatina pode ter benefícios para a saúde cerebral, abrangendo áreas como o processamento cognitivo, função cerebral e recuperação após traumas cerebrais. Este campo de pesquisa está em constante crescimento. Há um grande potencial para a suplementação de creatina melhorar o processamento cognitivo, especialmente em situações caracterizadas por déficits de creatina no cérebro. Esses déficits podem ser causados por estressores agudos, como exercícios extenuantes ou privação de sono, ou por condições patológicas crônicas, como deficiências na enzima de síntese de creatina, lesões cerebrais traumáticas leves, envelhecimento, doença de Alzheimer e depressão (Roschel *et al* 2021; Candow *et al* 2023).

Outro aspecto a ser destacado é que níveis mais elevados de creatina no cérebro estão correlacionados com melhor desempenho neuropsicológico, e estudos recentes demonstram que a suplementação de creatina aumenta os níveis de creatina e fosfocreatina no cérebro. Pesquisas subsequentes também revelaram que o processamento cognitivo, que pode ser prejudicado experimentalmente (como após a privação de sono) ou naturalmente (devido ao envelhecimento), pode ser aprimorado com a suplementação de creatina (Rawson & Venezia 2011).

Em um estudo conduzido por Oliveira *et al* (2022), foi investigada a relação entre a ingestão habitual de creatina proveniente da dieta, obtida a partir dos alimentos, e a memória visuoespacial de curto prazo (VSSM). O estudo envolveu 42 participantes, dos quais 32 eram mulheres e 10 homens, todos com mais de 60 anos de idade. Cada participante completou um registro alimentar de 5 dias com o intuito de estimar a quantidade de creatina ingerida, além de participar de uma avaliação cognitiva que incluiu um teste de memória visuoespacial de curto prazo, utilizando o teste de blocos de Corsi direto e reverso. Os resultados revelaram uma ingestão mediana de creatina de 0,382 g/dia (abaixo do recomendável). Notavelmente, os participantes que consumiram quantidades superiores à mediana apresentaram pontuações significativamente mais altas no teste de Corsi (P = 0,005) e no Corsi reverso (P <0,001) em comparação com aqueles que ingeriram quantidades inferiores à mediana. Isso evidencia uma associação positiva entre a ingestão dietética de creatina e medidas de memória em idosos.

Um recente estudo retrospectivo cujo objetivo foi investigar a relação entre a ingestão de creatina proveniente da dieta e a capacidade de atenção seletiva e processos de controle inibitório em idosos foi realizada por Machado *et al* (2023). Quarenta e cinco participantes com mais de 60 anos de idade (sendo 11 homens e 34 mulheres) completaram um recordatório alimentar de 5 dias pa ra estimar sua ingestão de creatina e foi submetido a uma avaliação cognitiva que incluiu uma versão adaptada da tarefa de flanqueamento de Eriksen e o Mini-Exame do Estado Mental (MEEM). Os participantes foram divididos em dois grupos com base na mediana da ingestão de creatina, resultando em um grupo com maior ingestão de creatina (HCr) e outro com menor ingestão (LCr). Os resultados revelaram diferenças significativas entre os grupos na tarefa de flanqueamento. Na condição incongruente, o grupo HCr apresentou uma média de resposta cerca de 646 milissegundos mais rápida que o grupo LCr (p = 0,005). Além disso, o grupo HCr respondeu aproximadamente 25% com maior precisão do que o grupo LCr na mesma condição (p < 0,001). Correlações moderadas foram observadas entre a ingestão diária de creatina, o tempo de resposta a estímulos incongruentes (Spearman rho -0,424) e o percentual de respostas corretas (Spearman rho 0,565). Os resultados deste estudo mostram que a ingestão de creatina por meio da alimentação está positivamente associada à capacidade de atenção seletiva e ao desempenho em tarefas de controle inibitório em idosos. Ainda na mesma linha, há evidências de que tanto o processo de envelhecimento quanto o aumento da adiposidade podem ter um impacto nos níveis de creatina no cérebro, que, por sua vez, desempenham um papel crucial na cognição. Machado *et al* (2022) realizaram um estudo com vinte e sete mulheres com excesso de peso, todas com mais de 60 anos. Elas realizaram uma Tarefa Eriksen Flanker (EFT) para avaliar o desempenho cognitivo. Além disso, a dieta das participantes foi avaliada por meio de recordatórios nutricionais diários de 5 dias, com o objetivo de calcular a estimativa da quantidade diária de creatina. Os resultados demonstraram diferenças significativas no desempenho no EFT, particularmente quando os estímulos eram incongruentes, entre aqueles com baixa e alta ingestão de creatina (diferença de -35,3 ± 5,84; p < 0,001). Da mesma forma, o tempo de resposta ao lidar com estímulos incongruentes (com uma correlação de r = -0,383; p = 0,004) e a taxa de respostas corretas (correlação de r = 0,743; p < 0,001) mostraram associações que variaram de fracas a fortes com a ingestão diária de creatina. Esses resultados indicam que, em mulheres idosas com excesso de peso, a ingestão de creatina na dieta pode exercer influência sobre a capacidade cognitiva. Isso sugere implicações clínicas importantes, sustentando a ideia de que a ingestão de creatina através da alimentação pode representar um fator relevante para a cognição em adultos mais velhos. Os resultados de Machado *et al* (2022) e Machado *et al* (2023) corroboram os achados de Oliveira *et al* (2022).

Tanto os estudos de Ostojic (2021a,b), Oliveira *et al* (2022) e Machado *et al* (2023) mostram que populações e amostras de idosos tendem a consumir quantidades abaixo das recomendadas para idosos. Desta forma, seria interessante refletir sobre a possibilidade de que a creatina seja um suplemento sugerido como prescrição para essa população.

Um desafio importante para os pesquisadores da área é entender o processo mecanicista da contribuição da suplementação de creatina no cérebro. Está descrito que o transporte de creatina é dificultado na barreira hematoencefálica, dado que as células epiteliais dos capilares que irrigam o cérebro quase não expressam o CRT. Descobertas recentes de que neurônios e glia expressam e produzem a AGAT e GAMT parecem mostrar que a creatina usada no cérebro é endógena. Ainda sem confirmação de que essa produção seja suficiente para atender a demanda do órgão que sozinho utiliza mais energia percentualmente (cerca de 20% para uma massa de 1,5 kg, equivalente a aproximadamente 2% da massa corporal total) (Machado *et al* 2022; Oliveira *et al* 2022; Machado *et al* 2023; Machado 2023b).

6.3 Sistema Ósseo

Um dos principais efeitos do envelhecimento no tecido ósseo é a perda da densidade que ocorre pela desmineralização. De acordo com Stares & Bains (2020) as evidências apontam que aumentos específicos na densidade mineral óssea regional do fêmur podem ser alcançados com a suplementação de creatina, porém, essa melhoria pode exigir pelo menos um ano de suplementação, juntamente com treinamento com pesos moderado. Segundo os autores são necessários ensaios clínicos de longo prazo adicionais para corroborar essa conclusão.

Essa conclusão corrobora a revisão realizada por Rawson & Venezia (2011) de que a suplementação de creatina associada ao treinamento com pesos resulta em maior aumento na densidade mineral óssea em comparação com o treinamento com pesos sozinho.

Um recente e elegante ensaio clínico randomizado realizado por Chilibeck *et al* (2023) estudou 237 mulheres na pós-menopausa, com uma idade média de 59 anos. Aleatoriamente foram alocadas para receber creatina (0,14 g por kg de massa corporal por dia) ou um placebo durante um programa de treinamento que incluiu treinamento com pesos (3 dias por semana) e caminhadas (6 dias por semana) ao longo de um período de 2 anos. Comparativamente ao grupo que recebeu o placebo, a suplementação de creatina não demonstrou efeitos significativos na densidade mineral óssea (DMO) do colo do femur, no quadril ou na coluna lombar. No entanto, a creatina teve um impacto positivo no módulo de seção (P=0,0011), que é um preditor de resistência à flexão óssea, assim como na carga crítica de instabilidade (P = 0,011), que é um preditor da redução na flexão cortical sob cargas compressivas, particularmente na parte mais estreita do colo femoral. Em uma subanálise dos participantes que seguiram o estudo, a creatina resultou em um aumento na massa magra em comparação com o placebo (P=0,046). Em resumo, o estudo de dois anos envolvendo a suplementação de creatina e um programa de exercícios em mulheres pós-menopáusicas não teve impacto significativo na densidade mineral óssea, mas demonstrou melhorias em algumas características estruturais do osso no fêmur proximal sugerindo uma menor probabilidade de fraturas.

Perspectiva do Especialista: Suplementação de Creatina e Saúde Óssea*
Professor Phil Chilibeck, MSc, PhD, CSEP

As células ósseas dependem do sistema energético creatina fosfato e, portanto, podem responder positivamente à suplementação de creatina. A suplementação de creatina pode ativar as células ósseas envolvidas na formação óssea (isto é, osteoblastos) ou pode inibir as células ósseas envolvidas na degradação óssea (isto é, osteoclastos). Quando combinada com o treino de resistência, a suplementação de creatina também é eficaz para aumentar a massa e a força muscular e esta força extra desenvolvida pelo músculo para puxar o osso através da sua inserção tendinosa também pode estimular a formação óssea. A suplementação de creatina durante programas de treinamento de resistência pode ter pouco efeito na densidade mineral óssea, mas pode alterar o arranjo geométrico do osso (por exemplo, aumentando a área óssea ou a espessura cortical) para torná-lo mais forte e menos suscetível a fraturas.

*Texto original em inglês encontra-se nos anexos.

Capítulo 7
CONSIDERAÇÕES FINAIS E PERSPECTIVAS FUTURAS

A principal premissa deste livro é que existem evidências fortes o suficiente para afirmarmos que a suplementação de creatina associada aos exercícios físicos é importante para a saúde de idosos. Já há vários ensaios clínicos randomizados e revisões sistemáticas que apontam para a utilidade da suplementação de creatina contra a sarcopenia e na melhora da cognição de idosos, lembrando que os ensaios clínicos randomizados e as revisões sistemáticas com metanálise estão no topo da pirâmide de evidências. Ainda há necessidade de mais e melhores estudos que evidenciem a aplicabilidade da suplementação de creatina para a saúde óssea, mas os benefícios musculares e cognitivos diminuem muito a chance de quedas, reduzindo a possibilidade de fraturas ósseas.

Ademais, a suplementação de creatina é segura. As alegações de malefícios aos rins e fígado são plenamente descartadas pela quantidade e qualidade de estudos sobre a segurança da suplementação. Importante lembrar que os alertas que surgiram contra a segurança da suplementação não vêm de estudos científicos, mas sim de relatos anedóticos e até mesmo sensacionalismo, como pudemos observar no capítulo de segurança da suplementação.

Também é importante lembrar que o envelhecimento é um processo de redução das capacidades fisiológicas, contudo a maturidade não precisa ser uma fase perversa da vida. Existem diversas estratégias para mitigar os efeitos deletérios do envelhecimento nos órgãos e sistemas como a prática de hábitos saudáveis (exercícios físicos, alimentação balanceada, etc.). Dentre elas a creatina parece ser uma alternativa positiva, principalmente para aqueles que porventura não puderem consumir ou optarem por abandonar o consumo de carnes.

A questão do envelhecimento humano é preocupante, as estimativas demográficas são alarmantes se não pensarmos e agirmos imediatamente em soluções para os problemas de um envelhecimento descuidado. A redução da autonomia é um dos problemas sérios que demandará da sociedade custos muitas vezes impossíveis de arcar. O aumento do número de pessoas com doenças associadas ao envelhecimento também será caro, cada vez mais serão precisos medicamentos, pessoal técnico e hospitais para atender essa demanda. Estudar os problemas sociais, econômicos e políticos buscando soluções para mitigar estas demandas passa pelo entendimento do que é envelhecer e das estratégias para contornar ou evitar esses problemas.

Exercícios físicos e alimentação adequada têm sido apontados como estratégias mais baratas e eficazes contra as demandas de uma população cada vez mais idosa. Contudo, algumas questões de saúde necessitam de uma maior atenção, como a sarcopenia, a demência senil e a osteoporose. Para essas questões que afligem os geriatras e gerontólogos a suplementação de creatina pode trazer alívio. Conforme descrito, já existem evidências suficientes (sarcopenia e problemas cognitivos) ou quase (osteoporose) de que a suplementação de creatina associada aos exercícios físicos reduz o impacto desses problemas.

Perspectiva do Especialista: A Bioética e o cuidado ao florescer da maturidade
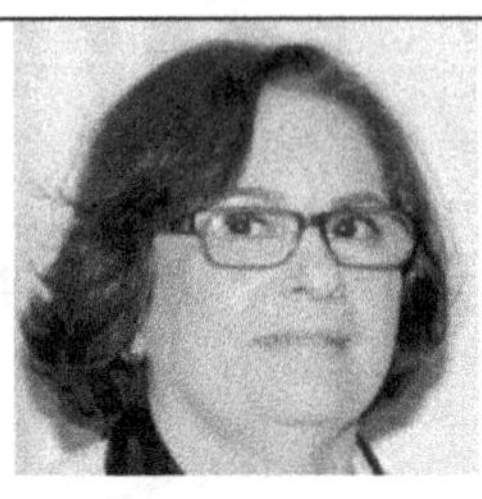
Hildeliza Boechat Cabral, Me., Dra., SBB, SB-Rio, IIDH, IBERC, IBDFM.

A principal missão da Bioética deste milênio é promover a dignidade nos diferentes estágios da existência humana e, de forma especial, no início e no envelhecimento, que são as fases vitais que requerem cuidados específicos e adoção de medidas capazes de fortalecer, produzir bem-estar e proteger o organismo de forma integral, desde que a OMS reconheceu que saúde transcende a ausência de enfermidades, para caracterizá-la como completo bem-estar físico, mental, social e espiritual.

A maturidade é um ciclo de consciência acerca de sua própria importância, da valorização de sua pessoa, em plena autonomia existencial, que permita escolhas conscientes. Nessa fase da existência, a pessoa tem muito o que florescer, a ensinar, a expandir-se e crer que, nesse universo de possibilidades, há muito o que vivenciar, explorar, descobrir(-se) e projetar, pois os projetos mantêm acesas a autoestima e a alegria de viver.

Por isso, na etapa da maturidade, em que a pessoa prima por qualidade de vida, busca manter-se ativa e saudável, tornam-se importantes algumas orientações: atividade física, atividades de entretenimento para preservar a saúde mental, manter projetos de vida, alimentação balanceada, exames de rotina e suplementação adequada. Nessa linha de intelecção, adotar a creatina como suplemento, na dosagem adequada, compatível com a necessidade de cada organismo e prescrita por nutricionista ou nutrólogo pode otimizar os níveis de energia, força e equilíbrio, atuar na melhoria da saúde do cérebro e do coração, além do benefício da prevenção ao envelhecimento.

Apesar de existirem muitas evidências positivas, mais estudos precisam ser realizados para fechar algumas lacunas no conhecimento e aumentar a qualidade da prescrição. Uma delas é a questão da passagem da creatina pela barreira hematoencefálica e a síntese endógena de creatina no cérebro. Compreender o processo mecanicista desta dinâmica pode ajudar a melhorar a prescrição ou buscar formas alternativas para o suplemento, como utilizar dos precursores da síntese, como já é proposto, mas ainda insipiente.

Outra lacuna no conhecimento sobre a suplementação de creatina em idosos está relacionada a mineralização óssea. Hoje se propõe que a suplementação precisará ser muito longa ou com doses muito altas, em ambos os casos preencher essas lacunas pode fornecer a estratégia mais adequada para os idosos que sofrem hoje e para os futuros idosos. Também é necessário reproduzir os resultados que apontam para uma melhor arquitetura óssea em idosos suplementados, que independente da densidade óssea podem contribuir para reduzir o risco de fraturas.

POSFÁCIO

"são os amigos que fiz pelo caminho"

Chego ao final deste livro muito feliz com o resultado. Tentei colocar aqui um pouco do que aprendi sobre creatina, mas minha filha Julia, com toda alegria que lhe é peculiar, tem como um dos memes favoritos que o prêmio são "os amigos que fiz pelo caminho". Parece um chavão, uma mensagem de autoajuda (e quem me conhece sabe o quanto detesto autoajuda), mas é fato. Todos os amigos a quem solicitei ajuda para este livro ou aceitaram de pronto, ou quando não podiam indicavam alguém que pudesse. Alguns por pura humildade, dizendo que outra pessoa conhecia melhor sobre o assunto, outros por causa dos compromissos já assumidos e, por serem pessoas honradas, não podiam negar.

Desta forma posso afirmar, o melhor deste livro são "os amigos que fiz pelo caminho". Amigos como o Alex que fez um prefácio que me deixa emocionado, de verdade. Se você pulou essa parte, volte lá. Dele aprendi muita coisa e continuo aprendendo, sendo essa pessoa generosa que sempre foi. Diz ele que aprendeu muito comigo, mas esse aprendizado foi mútuo, e não exagero em dizer que eu aprendi muito mais dele do que ele aprendeu comigo.

Amigos do Brasil, do Canadá, dos Estados Unidos e até do Irã. Prontamente cederam seu tempo e entenderam o propósito de um livro que não é pretensioso, não visa listas de Best Sellers, mas tem um compromisso com a honestidade científica. Se este livro será um sucesso de vendas, só o futuro dirá, mas certamente é um sucesso pessoal para mim, o sucesso dele "são os amigos que fiz pelo caminho".

É claro que tenho outros amigos que aqui não estão, não por falta de vontade minha, mas por não serem familiarizados com o tema. Mas alguns deles, pela sua influência na minha formação, tem suas impressões digitais nesse livro. De alguma forma, suas amizades encontraram uma maneira de impregnar as linhas deste livro. Curioso como só depois de terminar o livro pude perceber isso, mas não vou estragar este momento tentando explicar, só afirmo que perceber isso me faz muito bem.

Minha primeira filha, Ariadne, sempre fala do orgulho que tem do pai. Não sei se sou tão merecedor deste orgulho, talvez eu seja melhor em muitas coisas do que ser pai. Certamente ela não percebe o quanto me orgulho dela, que mesmo tendo eu como pai alcançou tanto quanto ela alcançou. Suas palavras também estão nas entrelinhas desse livro, não poderia ser de outra forma.

Enfim, alguns ex-alunos também deixaram suar marcas. Como disse um personagem de um filme que agora não me lembro mais qual: se vasculharem meu cérebro e pudessem entender cada circunvolução, encontrariam lá um pouco de cada um deles. Não consigo me entender como pessoa sem a vivência como professor, sem o compartilhamento de momentos de nossas vidas. Alguns me deram a honra de serem meus orientandos, um verdadeiro privilégio terem depositado sua confiança, talvez pensando que eu sabia o caminho, como se enganaram e como eu aprendi.

Preciso dizer que se vocês têm em mãos este livro, tem uma pessoa que é a maior responsável. Uma pessoa que acreditou em mim nos momentos mais escuros e dramáticos. A mulher que eu amo e que todos os dias agradeço por ter entrado na minha vida e por ter me deixado entrar na vida dela. Cristiane, minha esposa, minha namorada, minha companheira nessa jornada sobre a terceira pedra flutuando no espaço a partir do sol. Que moveu o mundo para que eu pudesse estar aqui e nesse momento finalizar este livro. Cristiane, Te Amo.

REFERÊNCIAS

Adejuyigbe, B., Kallini, J., Chiou, D., & Kallini, J. R. (2023). Osteoporosis: Molecular Pathology, Diagnostics, and Therapeutics. *International journal of molecular sciences*, *24*(19), 14583. https://doi.org/10.3390/ijms241914583

Aguiar, M. S., Pereira, R., Koch, A. J., & Machado, M. (2022). Psychological effect of acute creatine pre-workout supplementation induces performance improvement in resistance exercise. *Research in sports medicine (Print)*, 1–12. Advance online publication. https://doi.org/10.1080/15438627.2022.2090253

Ahmun, R. P., Tong, R. J., & Grimshaw, P. N. (2005). The effects of acute creatine supplementation on multiple sprint cycling and running performance in rugby players. *Journal of strength and conditioning research*, *19*(1), 92–97. https://doi.org/10.1519/13573.1

Almeida, D., Colombini, A., & Machado, M. (2020). Creatine supplementation improves performance, but is it safe? Double-blind placebo-controlled study. *The Journal of sports medicine and physical fitness*, *60*(7), 1034–1039. https://doi.org/10.23736/S0022-4707.20.10437-7

Almeida, D., Pereira, R., Borges, E.Q. *et al.* (2022) Creatine Supplementation Improves Physical Performance, Without Negative Effects on Health Markers, in Young Weightlifters. *Journal of Science in Sports and Exercise*. 4, 255–265. https://doi.org/10.1007/s42978-021-00147-9

Alraddadi, E. A., Khojah, A. M., Alamri, F. F., Kecheck, H. K., Altaf, W. F., & Khouqeer, Y. (2023). Potential role of creatine as an anticonvulsant agent: evidence from preclinical studies. *Frontiers in neuroscience*, *17*, 1201971. https://doi.org/10.3389/fnins.2023.1201971

Alves, C. R., Ferreira, J. C., de Siqueira-Filho, M. A., Carvalho, C. R., Lancha, A. H., Jr, & Gualano, B. (2012). Creatine-induced glucose uptake in type 2 diabetes: a role for AMPK-α?. *Amino acids*, *43*(4), 1803–1807. https://doi.org/10.1007/s00726-012-1246-6

Amiri, E., & Sheikholeslami-Vatani, D. (2023). The role of resistance training and creatine supplementation on oxidative stress, antioxidant defense, muscle strength, and quality of life in older adults. *Frontiers in public health*, *11*, 1062832. https://doi.org/10.3389/fpubh.2023.1062832

Antonio, J., & Ciccone, V. (2013). The effects of pre versus post workout supplementation of creatine monohydrate on body composition and strength. *Journal of the International Society of Sports Nutrition*, *10*, 36. https://doi.org/10.1186/1550-2783-10-36

Antonio, J., Candow, D. G., Forbes, S. C., Gualano, B., Jagim, A. R., Kreider, R. B., Rawson, E. S., Smith-Ryan, A. E., VanDusseldorp, T. A., Willoughby, D. S., &

Ziegenfuss, T. N. (2021). Common questions and misconceptions about creatine supplementation: what does the scientific evidence really show?. *Journal of the International Society of Sports Nutrition, 18*(1), 13. https://doi.org/10.1186/s12970-021-00412-w

Askow, A. T., Paulussen, K. J. M., McKenna, C. F., Salvador, A. F., Scaroni, S. E., Hamann, J. S., Ulanov, A. V., Li, Z., Paluska, S. A., Beaudry, K. M., De Lisio, M., & Burd, N. A. (2022). Creatine Monohydrate Supplementation, but not Creatyl-L-Leucine, Increased Muscle Creatine Content in Healthy Young Adults: A Double-Blind Randomized Controlled Trial. *International journal of sport nutrition and exercise metabolism, 32*(6), 446–452. https://doi.org/10.1123/ijsnem.2022-0074

Avgerinos, K. I., Spyrou, N., Bougioukas, K. I., & Kapogiannis, D. (2018). Effects of creatine supplementation on cognitive function of healthy individuals: A systematic review of randomized controlled trials. *Experimental gerontology, 108*, 166–173. https://doi.org/10.1016/j.exger.2018.04.013

Azevedo KS, Machek SB, Lewis AE, Azevedo WJS, Willardson JM, Pereira R, Machado M. (2022). Creatine Supplementation Improves Muscular Performance without Additional Impact on the Cardiovascular System in Trained Women. *Muscles.* 1(3), 121-132. https://doi.org/10.3390/muscles1030013

Balestrino, M., & Adriano, E. (2019). Beyond sports: Efficacy and safety of creatine supplementation in pathological or paraphysiological conditions of brain and muscle. *Medicinal research reviews, 39*(6), 2427–2459. https://doi.org/10.1002/med.21590

Batsis, J. A., & Villareal, D. T. (2018). Sarcopenic obesity in older adults: aetiology, epidemiology and treatment strategies. *Nature reviews. Endocrinology, 14*(9), 513–537. https://doi.org/10.1038/s41574-018-0062-9

Béard E., & Braissant O. (2010) Synthesis and transport of creatine in the CNS: Importance for cerebral functions. *J. Neurochem.* 115, 297–313. https://doi.org/10.1111/j.1471-4159.2010.06935.x.

Arazi, H., Eghbali, E., & Suzuki, K. (2021). Creatine Supplementation, Physical Exercise and Oxidative Stress Markers: A Review of the Mechanisms and Effectiveness. *Nutrients, 13*(3), 869. https://doi.org/10.3390/nu13030869

Becque, M. D., Lochmann, J. D., & Melrose, D. R. (2000). Effects of oral creatine supplementation on muscular strength and body composition. *Medicine and science in sports and exercise, 32*(3), 654–658. https://doi.org/10.1097/00005768-200003000-00016

Bogdanis, G. C., Nevill, M. E., Aphamis, G., Stavrinou, P. S., Jenkins, D. G., Giannaki, C. D., Lakomy, H. K. A., & Williams, C. (2022). Effects of Oral Creatine Supplementation on Power Output during Repeated Treadmill Sprinting. *Nutrients, 14*(6), 1140. https://doi.org/10.3390/nu14061140

Braissant O. (2012). Creatine and guanidinoacetate transport at blood-brain and blood-cerebrospinal fluid barriers. *Journal of inherited metabolic disease, 35*(4), 655–664. https://doi.org/10.1007/s10545-011-9433-2

Braissant, O., & Henry, H. (2008). AGAT, GAMT and SLC6A8 distribution in the central nervous system, in relation to creatine deficiency syndromes: a review. *Journal of inherited metabolic disease, 31*(2), 230–239. https://doi.org/10.1007/s10545-008-0826-9

Braissant, O., Henry, H., Loup, M., Eilers, B., & Bachmann, C. (2001). Endogenous synthesis and transport of creatine in the rat brain: an in situ hybridization study. *Brain research. Molecular brain research, 86*(1-2), 193–201. https://doi.org/10.1016/s0169-328x(00)00269-2

Brancaccio, P., Maffulli, N., & Limongelli, F. M. (2007). Creatine kinase monitoring in sport medicine. *British medical bulletin, 81-82*, 209–230. https://doi.org/10.1093/bmb/ldm014

Branch J. D. (2003). Effect of creatine supplementation on body composition and performance: a meta-analysis. *International journal of sport nutrition and exercise metabolism, 13*(2), 198–226. https://doi.org/10.1123/ijsnem.13.2.198

Candow, D. G., Chilibeck, P. D., Burke, D. G., Mueller, K. D., & Lewis, J. D. (2011). Effect of different frequencies of creatine supplementation on muscle size and strength in young adults. *Journal of strength and conditioning research, 25*(7), 1831–1838. https://doi.org/10.1519/JSC.0b013e3181e7419a

Candow, D. G., Chilibeck, P. D., Forbes, S. C., Fairman, C. M., Gualano, B., & Roschel, H. (2022). Creatine supplementation for older adults: Focus on sarcopenia, osteoporosis, frailty and Cachexia. *Bone, 162*, 116467. https://doi.org/10.1016/j.bone.2022.116467

Candow, D. G., Forbes, S. C., Chilibeck, P. D., Cornish, S. M., Antonio, J., & Kreider, R. B. (2019). Effectiveness of Creatine Supplementation on Aging Muscle and Bone: Focus on Falls Prevention and Inflammation. *Journal of clinical medicine, 8*(4), 488. https://doi.org/10.3390/jcm8040488

Candow, D. G., Forbes, S. C., Ostojic, S. M., Prokopidis, K., Stock, M. S., Harmon, K. K., & Faulkner, P. (2023). "Heads Up" for Creatine Supplementation and its Potential Applications for Brain Health and Function. *Sports medicine (Auckland, N.Z.)*, 10.1007/s40279-023-01870-9. Advance online publication. https://doi.org/10.1007/s40279-023-01870-9

Candow, D. G., Vogt, E., Johannsmeyer, S., Forbes, S. C., & Farthing, J. P. (2015). Strategic creatine supplementation and resistance training in healthy older adults. *Applied physiology, nutrition, and metabolism = Physiologie appliquee, nutrition et metabolisme, 40*(7), 689–694. https://doi.org/10.1139/apnm-2014-0498

Carvalho-Alves, P. C., & Medeiros, S. S. (2004) Mecanismos moleculares envolvidos na sarcopenia e o papel da atividade física. In: L. C. Cameron & M. Machado. Tópicos avançados em bioquímica do exercício. Ed. Shape.

Chen N.-H., Reith M. E. A., & Quick M. W (2004). Synaptic Uptake and beyond: The Sodium- and Chloride-Dependent Neurotransmitter Transporter Family SLC6. *Pflugers Arch.* 447: 519–531. https://doi.org/10.1007/s00424-003-1064-5.

Chilibeck, P. D., Candow, D. G., Gordon, J. J., Duff, W. R. D., Mason, R., Shaw, K., Taylor-Gjevre, R., Nair, B., & Zello, G. A. (2023). A 2-yr Randomized Controlled Trial on Creatine Supplementation during Exercise for Postmenopausal Bone Health. *Medicine and science in sports and exercise*, *55*(10), 1750–1760. https://doi.org/10.1249/MSS.0000000000003202

Claudino, J. G., Mezêncio, B., Amaral, S., Zanetti, V., Benatti, F., Roschel, H., Gualano, B., Amadio, A. C., & Serrão, J. C. (2014). Creatine monohydrate supplementation on lower-limb muscle power in Brazilian elite soccer players. *Journal of the International Society of Sports Nutrition*, *11*, 32. https://doi.org/10.1186/1550-2783-11-32

Dalbo, V. J., Roberts, M. D., Lockwood, C. M., Tucker, P. S., Kreider, R. B., & Kerksick, C. M. (2009). The effects of age on skeletal muscle and the phosphocreatine energy system: can creatine supplementation help older adults. *Dynamic medicine : DM*, *8*, 6. https://doi.org/10.1186/1476-5918-8-6

Dalbo, V. J., Roberts, M. D., Stout, J. R., & Kerksick, C. M. (2008). Putting to rest the myth of creatine supplementation leading to muscle cramps and dehydration. *British journal of sports medicine*, *42*(7), 567–573. https://doi.org/10.1136/bjsm.2007.042473

Dangott, B., Schultz, E., & Mozdziak, P. E. (2000). Dietary creatine monohydrate supplementation increases satellite cell mitotic activity during compensatory hypertrophy. *International journal of sports medicine*, *21*(1), 13–16. https://doi.org/10.1055/s-2000-8848

De Andrade Nemezio, K. M., Bertuzzi, R., Correia-Oliveira, C. R., Gualano, B., Bishop, D. J., & Lima-Silva, A. E. (2015). Effect of Creatine Loading on Oxygen Uptake during a 1-km Cycling Time Trial. *Medicine and science in sports and exercise*, *47*(12), 2660–2668. https://doi.org/10.1249/MSS.0000000000000718

Delanghe, J., De Slypere, J. P., De Buyzere, M., Robbrecht, J., Wieme, R., & Vermeulen, A. (1989). Normal reference values for creatine, creatinine, and carnitine are lower in vegetarians. *Clinical chemistry*, 35(8), 1802–1803.

Deminice, R., Rosa, F. T., Franco, G. S., Jordao, A. A., & de Freitas, E. C. (2013). Effects of creatine supplementation on oxidative stress and inflammatory markers after repeated-sprint exercise in humans. *Nutrition (Burbank, Los Angeles County, Calif.)*, *29*(9), 1127–1132. https://doi.org/10.1016/j.nut.2013.03.003

Dempsey, R. L., Mazzone, M. F., & Meurer, L. N. (2002). Does oral creatine supplementation improve strength? A meta-analysis. *The Journal of family practice*, *51*(11), 945–951.

Di Biase, S., Ma, X., Wang, X., Yu, J., Wang, Y. C., Smith, D. J., Zhou, Y., Li, Z., Kim, Y. J., Clarke, N., To, A., & Yang, L. (2019). Creatine uptake regulates CD8 T cell antitumor immunity. *The Journal of experimental medicine*, *216*(12), 2869–2882. https://doi.org/10.1084/jem.20182044

Dos Santos, E. E. P., de Araújo, R. C., Candow, D. G., Forbes, S. C., Guijo, J. A., de Almeida Santana, C. C., Prado, W. L. D., & Botero, J. P. (2021). Efficacy of Creatine Supplementation Combined with Resistance Training on Muscle Strength and Muscle

Mass in Older Females: A Systematic Review and Meta-Analysis. *Nutrients*, *13*(11), 3757. https://doi.org/10.3390/nu13113757

Eckerson, J. M., Stout, J. R., Moore, G. A., Stone, N. J., Nishimura, K., & Tamura, K. (2004). Effect of two and five days of creatine loading on anaerobic working capacity in women. *Journal of strength and conditioning research*, *18*(1), 168–173. https://doi.org/10.1519/1533-4287(2004)018<0168:eotafd>2.0.co;2

Fairman, C. M., Kendall, K. L., Hart, N. H., Taaffe, D. R., Galvão, D. A., & Newton, R. U. (2019). The potential therapeutic effects of creatine supplementation on body composition and muscle function in cancer. *Critical reviews in oncology/hematology*, *133*, 46–57. https://doi.org/10.1016/j.critrevonc.2018.11.003

Ferguson, T. B., & Syrotuik, D. G. (2006). Effects of creatine monohydrate supplementation on body composition and strength indices in experienced resistance trained women. *Journal of strength and conditioning research*, *20*(4), 939–946. https://doi.org/10.1519/R-18485.1

Forbes, S. C., Candow, D. G., Ferreira, L. H. B., & Souza-Junior, T. P. (2022). Effects of Creatine Supplementation on Properties of Muscle, Bone, and Brain Function in Older Adults: A Narrative Review. *Journal of dietary supplements*, *19*(3), 318–335. https://doi.org/10.1080/19390211.2021.1877232

Forbes, S. C., Candow, D. G., Ostojic, S. M., Roberts, M. D., & Chilibeck, P. D. (2021). Meta-Analysis Examining the Importance of Creatine Ingestion Strategies on Lean Tissue Mass and Strength in Older Adults. *Nutrients*, *13*(6), 1912. https://doi.org/10.3390/nu13061912

Forbes, S. C., Krentz, J. R., & Candow, D. G. (2021). Timing of creatine supplementation does not influence gains in unilateral muscle hypertrophy or strength from resistance training in young adults: a within-subject design. *The Journal of sports medicine and physical fitness*, *61*(9), 1219–1225. https://doi.org/10.23736/S0022-4707.20.11668-2

Franz, S., Skopp, G., & Musshoff, F. (2022). The effect of creatine ingestion on urinary creatinine concentration: Does supplementation mask a heavy dilution?. *Drug testing and analysis*, *14*(1), 162–168. https://doi.org/10.1002/dta.3165

Goldman, D. M., Stiegmann, R. A., & Craddock, J. C. (2022). Supplemental Creatine, Not Dietary Creatine, Appears to Improve Exercise Performance in Individuals Following Omnivorous or Meat-Free Diets: A Narrative Review. *International Journal of Disease Reversal and Prevention*. 4(1), 1-8. https://doi.org/10.22230/ijdrp.2022v4n1a287

Gualano, B. (2014) Suplementação de creatina: Efeitos ergogênicos, terapeuticos e adversos. Editora Manole.

Gualano, B., Roschel, H., Lancha, A. H., Jr, Brightbill, C. E., & Rawson, E. S. (2012). In sickness and in health: the widespread application of creatine supplementation. *Amino acids*, *43*(2), 519–529. https://doi.org/10.1007/s00726-011-1132-7

Hickner, R. C., Dyck, D. J., Sklar, J., Hatley, H., & Byrd, P. (2010). Effect of 28 days of creatine ingestion on muscle metabolism and performance of a simulated cycling road race. *Journal of the International Society of Sports Nutrition*, *7*, 26. https://doi.org/10.1186/1550-2783-7-26

Hoffman, J. R., Stout, J. R., Falvo, M. J., Kang, J., & Ratamess, N. A. (2005). Effect of low-dose, short-duration creatine supplementation on anaerobic exercise performance. *Journal of strength and conditioning research*, *19*(2), 260–264. https://doi.org/10.1519/15484.1

Jäger, R., Purpura, M., Shao, A., Inoue, T., & Kreider, R. B. (2011). Analysis of the efficacy, safety, and regulatory status of novel forms of creatine. *Amino acids*, *40*(5), 1369–1383. https://doi.org/10.1007/s00726-011-0874-6

Jagim, A. R., Oliver, J. M., Sanchez, A., Galvan, E., Fluckey, J., Riechman, S., Greenwood, M., Kelly, K., Meininger, C., Rasmussen, C., & Kreider, R. B. (2012). A buffered form of creatine does not promote greater changes in muscle creatine content, body composition, or training adaptations than creatine monohydrate. *Journal of the International Society of Sports Nutrition*, *9*(1), 43. https://doi.org/10.1186/1550-2783-9-43

Ji, T., Li, Y., & Ma, L. (2022). Sarcopenic Obesity: An Emerging Public Health Problem. Aging and disease, 13(2), 379–388. https://doi.org/10.14336/AD.2021.1006

Joncquel-Chevalier, C. M., Voicu P.-M., Fontaine M., Dessein A.-F., Porchet N., Mention-Mulliez K., Dobbelaere D., Soto-Ares G., Cheillan D., Vamecq J. (2015). Creatine Biosynthesis and Transport in Health and Disease. *Biochimie*. 119, 146–165. https://doi.org/10.1016/j.biochi.2015.10.022

Kalinkovich, A., & Livshits, G. (2017). Sarcopenic obesity or obese sarcopenia: A cross talk between age-associated adipose tissue and skeletal muscle inflammation as a main mechanism of the pathogenesis. *Ageing research reviews*, *35*, 200–221. https://doi.org/10.1016/j.arr.2016.09.008

Kanekar, S., Ettaro, R., Hoffman, M. D., Ombach, H. J., Brown, J., Lynch, C., Sheth, C. S., & Renshaw, P. F. (2021). Sex-Based Impact of Creatine Supplementation on Depressive Symptoms, Brain Serotonin and SSRI Efficacy in an Animal Model of Treatment-Resistant Depression. *International journal of molecular sciences*, *22*(15), 8195. https://doi.org/10.3390/ijms22158195

Kaviani, M., Abassi, A., & Chilibeck, P. D. (2019). Creatine monohydrate supplementation during eight weeks of progressive resistance training increases strength in as little as two weeks without reducing markers of muscle damage. *The Journal of sports medicine and physical fitness*, *59*(4), 608–612. https://doi.org/10.23736/S0022-4707.18.08406-2

Kaviani, M., Shaw, K., & Chilibeck, P. D. (2020). Benefits of Creatine Supplementation for Vegetarians Compared to Omnivorous Athletes: A Systematic Review. *International journal of environmental research and public health*, *17*(9), 3041. https://doi.org/10.3390/ijerph17093041

Kendall, K. L., Smith, A. E., Graef, J. L., Fukuda, D. H., Moon, J. R., Beck, T. W., Cramer, J. T., & Stout, J. R. (2009). Effects of four weeks of high-intensity interval training and creatine supplementation on critical power and anaerobic working capacity in college-aged men. *Journal of strength and conditioning research, 23*(6), 1663–1669. https://doi.org/10.1519/JSC.0b013e3181b1fd1f

Kim, H. J., Kim, C. K., Carpentier, A., & Poortmans, J. R. (2011). Studies on the safety of creatine supplementation. *Amino acids, 40*(5), 1409–1418. https://doi.org/10.1007/s00726-011-0878-2

Koçak, S., & Karli, U. (2003). Effects of high dose oral creatine supplementation on anaerobic capacity of elite wrestlers. *The Journal of sports medicine and physical fitness, 43*(4), 488–492.

Kreider, R. B., Kalman, D. S., Antonio, J., Ziegenfuss, T. N., Wildman, R., Collins, R., Candow, D. G., Kleiner, S. M., Almada, A. L., & Lopez, H. L. (2017). International Society of Sports Nutrition position stand: safety and efficacy of creatine supplementation in exercise, sport, and medicine. *Journal of the International Society of Sports Nutrition, 14*, 18. https://doi.org/10.1186/s12970-017-0173-z

Lanhers, C., Pereira, B., Naughton, G., Trousselard, M., Lesage, F. X., & Dutheil, F. (2015). Creatine Supplementation and Lower Limb Strength Performance: A Systematic Review and Meta-Analyses. *Sports medicine (Auckland, N.Z.), 45*(9), 1285–1294. https://doi.org/10.1007/s40279-015-0337-4

Law, Y. L., Ong, W. S., GillianYap, T. L., Lim, S. C., & Von Chia, E. (2009). Effects of two and five days of creatine loading on muscular strength and anaerobic power in trained athletes. *Journal of strength and conditioning research, 23*(3), 906–914. https://doi.org/10.1519/JSC.0b013e3181a06c59

Leite, M. O., Knifis, F. W, Machado M. (2023). Creatine Supplementation and Akt/mTOR Pathway: Unraveling the Connection for Optimal Muscle Performance. *Journal of Sports Medicine and Therapy*. 8, 024-029. https://doi.org/10.29328/journal.jsmt.1001068

Machado M. (2022a). Should we use urinary creatinine to evaluate patients supplemented with creatine?. *The Journal of sports medicine and physical fitness, 62*(9), 1286. https://doi.org/10.23736/S0022-4707.21.13557-1

Machado, M. (2022b). Sarcopenic Obesity: An Emerging Public Health Problem, But an Answer Appears to Be Available. Aging and disease, 13(3), 639–640. https://doi.org/10.14336/AD.2021.1118

Machado, M. (2023a). Creatine Transporter: A Review Focused on the Central Nervous System. *Biomed J Sci & Tech Res*. 48(1), 007583. https://doi.org/10.26717/BJSTR.2023.48.007583

Machado, M. (2023b) Role of creatine and creatine precursors supplementation on cardiovascular system physiology and pathophysiology. *J Cardiol Curr Res*. 16(1), 25–29. https://doi.org/10.15406/jccr.2023.16.00573

Machado, M., Masterson, T. D., & Oliveira, E. F. (2022). Could dietary creatine intake modulate overweight elderly's selective attention and inhibitory function?. *Nutrition and health*, 2601060221127497. Advance online publication. https://doi.org/10.1177/02601060221127497

Machado, M., Oliveira, E. F., & Neumann, E. (2023). Selective Attention and Inhibitory Processing in Older Adults: The Impact of Dietary Creatine. *Ageing International*, (Publish ahead of print). https://doi.org/10.1007/s12126-023-09524-x

Matos, D. Rosa, D., & Machado, M. (2018). Suplementação de Creatina. In: Marco Machado, Rafael Pereira, & Paulo H. S. M. Azevedo. Tópicos Avançados em Fisiologia do Exercício. Editora CRV.

Maughan, R. J., Burke, L. M., Dvorak, J., Larson-Meyer, D. E., Peeling, P., Phillips, S. M., Rawson, E. S., Walsh, N. P., Garthe, I., Geyer, H., Meeusen, R., van Loon, L. J. C., Shirreffs, S. M., Spriet, L. L., Stuart, M., Vernec, A., Currell, K., Ali, V. M., Budgett, R. G., Ljungqvist, A., … Engebretsen, L. (2018). IOC consensus statement: dietary supplements and the high-performance athlete. *British journal of sports medicine*, *52*(7), 439–455. https://doi.org/10.1136/bjsports-2018-099027

Mielgo-Ayuso J, Calleja-Gonzalez J, Marqués-Jiménez D, Caballero-García A, Córdova A, Fernández-Lázaro D. (2019) Effects of Creatine Supplementation on Athletic Performance in Soccer Players: A Systematic Review and Meta-Analysis. *Nutrients*. 11(4), 757. https://doi.org/10.3390/nu11040757

Mills, S., Candow, D. G., Forbes, S. C., Neary, J. P., Ormsbee, M. J., & Antonio, J. (2020). Effects of Creatine Supplementation during Resistance Training Sessions in Physically Active Young Adults. *Nutrients*, *12*(6), 1880. https://doi.org/10.3390/nu12061880

Newman, J. M., Pekari, T. B., & Van Wyck, D. W. (2023). Neuroprotection and Therapeutic Implications of Creatine Supplementation for Brain Injury Complications. *Medical journal (Fort Sam Houston, Tex.)*, (Per 23-4/5/6), 31–38.

Okudan, N., & Gokbel, H. (2005). The effects of creatine supplementation on performance during the repeated bouts of supramaximal exercise. *The Journal of sports medicine and physical fitness*, *45*(4), 507–511.

Oliveira, E. F., Forbes, S. C., Borges, E. Q., Machado, L. F., Candow, D. G., & Machado, M. (2022). Association between dietary creatine and visuospatial short-term memory in older adults. *Nutrition and health*, 2601060221102273. Advance online publication. https://doi.org/10.1177/02601060221102273

Oliver, J. M., Joubert, D. P., Martin, S. E., & Crouse, S. F. (2013). Oral creatine supplementation's decrease of blood lactate during exhaustive, incremental cycling. *International journal of sport nutrition and exercise metabolism*, *23*(3), 252–258. https://doi.org/10.1123/ijsnem.23.3.252

Op't Eijnde, B., Jijakli, H., Hespel, P., & Malaisse, W. J. (2006). Creatine supplementation increases soleus muscle creatine content and lowers the insulinogenic index in an animal model of inherited type 2 diabetes. *International journal of molecular medicine*, *17*(6), 1077–1084.

Ostojic S. M. (2004). Creatine supplementation in young soccer players. *International journal of sport nutrition and exercise metabolism*, *14*(1), 95–103. https://doi.org/10.1123/ijsnem.14.1.95

Ostojic S. M. (2021a). Dietary creatine intake in U.S. population: NHANES 2017-2018. *Nutrition (Burbank, Los Angeles County, Calif.)*, *87-88*, 111207. https://doi.org/10.1016/j.nut.2021.111207

Ostojic, S.M. (2021b). Creatine as a food supplement for the general population. *Journal of Functional Foods*. 83, 104568. https://doi.org/10.1016/j.jff.2021.104568

Persky, A. M., & Rawson, E. S. (2007). Safety of creatine supplementation. *Subcellular biochemistry*, *46*, 275–289. https://doi.org/10.1007/978-1-4020-6486-9_14

Pluim, B. M., Ferrauti, A., Broekhof, F., Deutekom, M., Gotzmann, A., Kuipers, H., & Weber, K. (2006). The effects of creatine supplementation on selected factors of tennis specific training. *British journal of sports medicine*, *40*(6), 507–512. https://doi.org/10.1136/bjsm.2005.022558

Rawson, E. S., & Persky, A. M. (2007). Mechanisms of muscular adaptations to creatine supplementation. *International SportMed Journal*. 8(2), 43-53.

Rawson, E. S., & Venezia, A. C. (2011). Use of creatine in the elderly and evidence for effects on cognitive function in young and old. *Amino acids*, *40*(5), 1349–1362. https://doi.org/10.1007/s00726-011-0855-9

Rawson, E. S., & Volek, J. S. (2003). Effects of creatine supplementation and resistance training on muscle strength and weightlifting performance. *Journal of strength and conditioning research*, *17*(4), 822–831. https://doi.org/10.1519/1533-4287(2003)017<0822:eocsar>2.0.co;2

Ribeiro, F., Longobardi, I., Perim, P., Duarte, B., Ferreira, P., Gualano, B., Roschel, H., & Saunders, B. (2021). Timing of Creatine Supplementation around Exercise: A Real Concern?. *Nutrients*, *13*(8), 2844. https://doi.org/10.3390/nu13082844

Roschel, H., Gualano, B., Ostojic, S. M., & Rawson, E. S. (2021). Creatine Supplementation and Brain Health. *Nutrients*, *13*(2), 586. https://doi.org/10.3390/nu13020586

Silva, T. A. A., Frisoli Junior, A., Pinheiro, M. M., & Szejnfeld, V. L. (2006). Sarcopenia associada ao envelhecimento: aspectos etiológicos e opções terapêuticas. Revista Brasileira De Reumatologia, 46(6), 391–397. https://doi.org/10.1590/S0482-50042006000600006

Skowronska-Krawczyk, D., & Budin, I. (2020). Aging membranes: Unexplored functions for lipids in the lifespan of the central nervous system. *Experimental gerontology*, *131*, 110817. https://doi.org/10.1016/j.exger.2019.110817

Smith, A. E., Fukuda, D. H., Ryan, E. D., Kendall, K. L., Cramer, J. T., & Stout, J. (2011). Ergolytic/ergogenic effects of creatine on aerobic power. *International journal of sports medicine*, *32*(12), 975–981. https://doi.org/10.1055/s-0031-1283179

Solis, M. Y., Artioli, G. G., & Gualano, B. (2021). Potential of Creatine in Glucose Management and Diabetes. *Nutrients*, *13*(2), 570. https://doi.org/10.3390/nu13020570

Stares, A., & Bains, M. (2020). The Additive Effects of Creatine Supplementation and Exercise Training in an Aging Population: A Systematic Review of Randomized Controlled Trials. *Journal of geriatric physical therapy*, *43*(2), 99–112. https://doi.org/10.1519/JPT.0000000000000222

Tasic, B., Yao, Z., Graybuck, L. T., Smith, K. A., Nguyen, T. N., Bertagnolli, D., Goldy, J., Garren, E., Economo, M. N., Viswanathan, S., Penn, O., Bakken, T., Menon, V., Miller, J., Fong, O., Hirokawa, K. E., Lathia, K., Rimorin, C., Tieu, M., Larsen, R., … Zeng, H. (2018). Shared and distinct transcriptomic cell types across neocortical areas. *Nature*, *563*(7729), 72–78. https://doi.org/10.1038/s41586-018-0654-5

Todorova, V., & Blokland, A. (2017). Mitochondria and Synaptic Plasticity in the Mature and Aging Nervous System. *Current neuropharmacology*, *15*(1), 166–173. https://doi.org/10.2174/1570159x14666160414111821

Tyka, A. K., Chwastowski, M., Cison, T., Palka, T., Tyka, A., Szygula, Z., Pilch, W., Strzala, M., & Cepero, M. (2015). Effect of creatine malate supplementation on physical performance, body composition and selected hormone levels in spinters and long-distance runners. *Acta physiologica Hungarica*, *102*(1), 114–122. https://doi.org/10.1556/APhysiol.102.2015.1.12

United Nations, Department of Economic and Social Affairs, Population Division (2022). *World Population Prospects 2022, Online Edition.* In: https://population.un.org/wpp/Download/Standard/MostUsed/

Vanmassenhove, J., Vanholder, R., Nagler, E., & Van Biesen, W. (2013). Urinary and serum biomarkers for the diagnosis of acute kidney injury: an in-depth review of the literature. *Nephrology, dialysis, transplantation : official publication of the European Dialysis and Transplant Association - European Renal Association*, *28*(2), 254–273. https://doi.org/10.1093/ndt/gfs380

Wang, C. C., Yang, M. T., Lu, K. H., & Chan, K. H. (2016). The Effects of Creatine Supplementation on Explosive Performance and Optimal Individual Postactivation Potentiation Time. *Nutrients*, *8*(3), 143. https://doi.org/10.3390/nu8030143

Whinton, A. K., Donahoe, K., Gao, R., Thompson, K. M. A., Aubry, R., Saunders, T. J., Johnston, A., Chilibeck, P. D., & Burr, J. F. (2020). Repeated Application of a Novel Creatine Cream Improves Muscular Peak and Average Power in Male Subjects. *Journal of strength and conditioning research*, *34*(9), 2482–2491. https://doi.org/10.1519/JSC.0000000000003730

Williams, J., Abt, G., & Kilding, A. E. (2014). Effects of creatine monohydrate supplementation on simulated soccer performance. *International journal of sports physiology and performance*, *9*(3), 503–510. https://doi.org/10.1123/ijspp.2013-0407

Wyss, M., & Kaddurah-Daouk, R. (2000). Creatine and creatinine metabolism. *Physiological reviews*, *80*(3), 1107–1213. https://doi.org/10.1152/physrev.2000.80.3.1107

Zuniga, J. M., Housh, T. J., Camic, C. L., Hendrix, C. R., Mielke, M., Johnson, G. O., Housh, D. J., & Schmidt, R. J. (2012). The effects of creatine monohydrate loading on anaerobic performance and one-repetition maximum strength. *Journal of strength and conditioning research*, *26*(6), 1651–1656. https://doi.org/10.1519/JSC.0b013e318234eba1

ANEXOS

Textos originais dos boxes em inglês conforme enviado pelos especialistas.

Perspectiva do especialista página 15
Creatine supplementation and oxidative stress
Morteza Jourkesh Ph.D
Department of Physical Education and Sports Science,Islamic Azad
University,Shabestar Branch,Iran

Creatine supplementation has been shown to have numerous benefits for athletes and fitness enthusiasts, including increased muscle strength, power, and endurance. However, there has been some concern about the potential for creatine supplementation to increase oxidative stress in the body.
Oxidative stress occurs when there is an imbalance between the production of reactive oxygen species (ROS) and the body's ability to neutralize them with antioxidants. ROS can damage cells and contribute to the development of chronic diseases such as cancer, cardiovascular disease, and neurodegenerative disorders.
While some studies have suggested that creatine supplementation may increase oxidative stress, others have found no significant effect. One possible explanation for these conflicting results is that the effects of creatine supplementation on oxidative stress may depend on the individual's baseline levels of antioxidants and their overall diet and lifestyle.
For example, a study published in the Journal of the International Society of Sports Nutrition found that creatine supplementation increased markers of oxidative stress in athletes with low antioxidant status, but had no effect in athletes with high antioxidant status. This suggests that individuals who consume a diet rich in antioxidants may be less susceptible to the potential negative effects of creatine supplementation on oxidative stress.
Overall, while there is some evidence to suggest that creatine supplementation may increase oxidative stress in certain individuals, more research is needed to fully understand the relationship between creatine and oxidative stress. In the meantime, individuals who are considering creatine supplementation may want to ensure that they are consuming a diet rich in antioxidants to help mitigate any potential negative effects.

Perspectivas do especialista página 22
Title: Safety of Creatine Supplementation
Name and affiliation: Scott Forbes, PhD, CISSN, CSEP-CEP
Creatine, an organic nitrogenous molecule, can be produced naturally within the body, primarily in the liver and kidneys, or acquired from external sources such as meat, fish, poultry, or as a readily available dietary supplement. Approximately 95% of the total creatine in the body, which includes phosphocreatine and free creatine is stored in skeletal muscle while the remaining portion is distributed among other tissues, including the brain. Creatine plays a pivotal role as a spatial and temporal energy buffer, especially in energy demanding tissues such as skeletal and cardiac muscles, or neurons in the brain. The importance of creatine is abundantly clear when an individual has deficiencies in creatine synthesis or transport. In these clinical situations, there are several significant developmental and growth implications.

Given its crucial role in energy production and the body's limited ability to synthesize creatine (~ 1 gram per day), muscles typically are only ~60-90% saturated, as such supplementation with creatine enhances creatine stores and muscular performance. Further, creatine is purported to treat conditions like neurodegenerative diseases, myopathies, and in aging adults, particularly when coupled with exercise. Consequently, creatine has become one of the most extensively researched and widely used dietary supplements. However, despite a substantial body of literature, there is still a lack of clarity in the public regarding the safety of creatine supplementation. Safety concerns appear to stem from anecdotal reports, misconceptions, and case studies which are confounded by several other mediating factors.

The primary concern regarding creatine supplementation revolves around its potential impact on liver and kidney function. In 1998, a young male with kidney disease began creatine supplementation, which led to an increase in creatinine levels. This was incorrectly interpreted as deteriorating kidney function. While independent experts corrected this misinterpretation, speculation concerning creatine and kidney function still persists. Additionally, mild side effects such as nausea and gastrointestinal distress are rare and are more commonly observed when individuals follow creatine loading protocols (e.g., 20 grams per day).

With the increasing use of creatine supplementation among individuals with specific medical conditions, there is an urgent need for safety data. However, based on hundreds of research articles spanning multiple decades, it appears that creatine in the recommended doses is safe. However, caution is still warranted when selecting creatine manufacturers or products since contamination can occur. Having a product that is independently tested is highly recommended.

Perspectivas do especialista página 34
Creatine Supplementation for Pregnancy Outcomes
Steven B. Machek, PhD
California State University, Monterey Bay

There is growing reason to believe that creatine might have a role in pregnant females [1]. Commensurate with creatine and phosphocreatine's (PCr) roles as intracellular energy buffers via sustaining adenosine triphosphate (ATP) levels, creatine may also mitigate the deleterious effects of hypoxic ischemia at birth. Specifically, perinatal asphyxia may occur due to events such as maternal hemorrhage, placental acute abruption, uterine rupture, cord prolapse, or intrapartum infection [2]. Although affecting a somewhat small number of live term births, survivors often experience permanent tissue damage to many organs including the brain [1]. Consequently, it has been previously reported that human females who experience adverse pregnancy outcomes including stillbirth and perinatal asphyxia display reduced serum creatine concentrations [3]. These data thereby support existing animal research that describe a creatine-mediated protection to multi-organ hypoxic insult and lend credence towards further elucidation for the potentially positive impacts of supplementation in human pregnancy [1].

Notwithstanding that most of the evidence displaying reductions in perinatal mortality organ damage are animal-specific, human maternal urine creatine levels are statistically associated with growth parameters such as birthweight and length [4]. Fetal tissues throughout pregnancy are also susceptible to the pregnancy-associated increased oxidative stress [1]. Moreover, many of the relatively common complications throughout gestation such as preeclampsia and gestational diabetes are characterized by augmented oxidative stress between the maternal-fetal unit [1]. Creatine has displayed antioxidant-like affects via an ability to modestly quench free radicals such as peroxynitrite- and hydrogen peroxide-mediated oxidative stress [5]. Commensurate with data across the broader skeletal muscle and even neurophysiology fields, creatine can reasonably facilitate more optimal bioenergetics across many tissues [6].

There is nonetheless very little research to describe the role of creatine supplementation in pregnant females and/or the peri- and post-natal outcomes for the fetus and child, respectively. Efforts to investigate creatine in this regard are reinforced research demonstrating safety in extended infant supplementation and that pregnant female physiology appears to accommodate creatine via early expression of creatine transporters and that it readily accumulates in fetal tissues across the placenta [1, 7, 8]. Conversely, no supplementation investigations yet exist in these sensitive populations and there is some concern as to how creatine's osmolytic impacts may affect gestational fluid shifts [1]. Nevertheless, gestation-, birth-, and even post-natal complications (i.e. premature neonate respiratory therapy) are difficult to predict and thus creatine supplementation may represent a promising multi-organ protectant against hypoxic damage to the immature brain [1].

1.Dickinson, H., et al., Creatine supplementation during pregnancy: summary of experimental studies suggesting a treatment to improve fetal and neonatal morbidity and reduce mortality in high-risk human pregnancy. BMC Pregnancy Childbirth, 2014. 14: p. 150.
2.Gillam-Krakauer, M. and C.W. Gowen Jr, Birth Asphyxia, in StatPearls. 2023: Treasure Island (FL) with ineligible companies. Disclosure: Clarence Gowen Jr declares no relevant financial relationships with ineligible companies.
3.Heazell, A.E., et al., A metabolomic approach identifies differences in maternal serum in third trimester pregnancies that end in poor perinatal outcome. Reprod Sci, 2012. 19(8): p. 863-75.
4.Dickinson, H., et al., Maternal creatine in pregnancy: a retrospective cohort study. BJOG, 2016. 123(11): p. 1830-8.
5.Lawler, J.M., et al., Direct antioxidant properties of creatine. Biochem Biophys Res Commun, 2002. 290(1): p. 47-52.
6.Machek, S.B. and J.R. Bagley, Creatine Monohydrate Supplementation: Considerations for Cognitive Performance in Athletes. Strength and Conditioning Journal, 2018. 40(2): p. 82-93.
7.Blancquaert, L., et al., Changing to a vegetarian diet reduces the body creatine pool in omnivorous women, but appears not to affect carnitine and carnosine homeostasis: a randomised trial. Br J Nutr, 2018. 119(7): p. 759-770.
8.Dickinson, H., et al., Creatine for women in pregnancy for neuroprotection of the fetus. Cochrane Database Syst Rev, 2014(12): p. CD010846.

Perspectivas do especialista página 59
Creatine and bone health
Phil Chilibeck, Ph.D., Professor, College of Kinesiology, University of Saskatchewan, Saskatoon SK, Canada
Bone cells rely on the creatine phosphate energy system and therefore may respond positively to creatine supplementation. Creatine supplementation may activate the bone cells involved in bone formation (i.e., osteoblasts) or may inhibit the bone cells

involved in bone breakdown (i.e., osteoclasts). When combined with resistance training, creatine supplementation is also effective for increasing muscle mass and strength and this extra force developed by the muscle to pull on bone through its tendonous attachment may also stimulate bone formation. Creatine supplementation during resistance training programs may have little effect on bone mineral density but may instead alter the geometric arrangement of bone (e.g., increasing bone area or cortical thickness) to make the bone stronger and less susceptible to fracture.